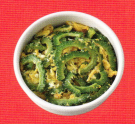
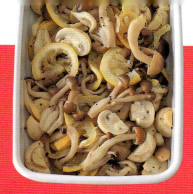
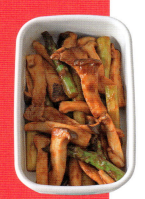

作りおきの
やせるレシピ
かんたん！
201

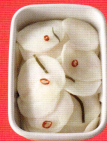
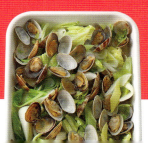

> やせて体調を整えたい！

> ダイエットしたいのになかなかやせない…

そんなあなたにおすすめ！
作りおきの「やせるレシピ」メリットを上手に活用しましょう！

メリット1
おかずごとに栄養量がわかる

おかずそれぞれに、1人分のエネルギー、塩分、糖質を表示。これを目安に組み合わせれば、1食あたりのカロリーや糖質をコントロールできます。また、カロリーオフ、糖質オフなど、自分に合った方法を選べます。

メリット2
肉・魚・野菜などのおかずが充実

メインおかず、サブおかずが豊富なので、組み合わせに迷うこともありません。しかも、材料は少なく簡単！「毎日3食きちんと食事をとりながら、健康的にやせる」ためにも、ぜひ作りおきおかずを活用しましょう。

メリット3
冷凍できるおかずもたくさん！

この本の作りおきおかずは、冷凍できるものもいっぱいあります。時間のあるときに作って冷凍しておけば、忙しいとき、作るのが面倒なときにも大助かり！挫折することなく、ダイエット生活を続けることができます。

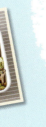

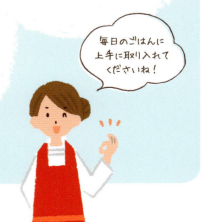

> 毎日のごはんに上手に取り入れてくださいね！

もくじ

「やせるレシピ」実践のコツ
1 脂質や糖質が低い食材を上手に活用！……… 8
2 計量や調理の工夫でカロリー&糖質を調整して……… 9
3 健康的にやせるために食べ方をひと工夫 ……… 10

知っておきたい！
「やせるレシピ」に向く食材
野菜・きのこ ……… 12
肉 ……… 13
魚介 ……… 14
その他 ……… 15

冷蔵・冷凍保存のコツ ……… 16
解凍・温めのコツ ……… 17
この本の使い方 ……… 18

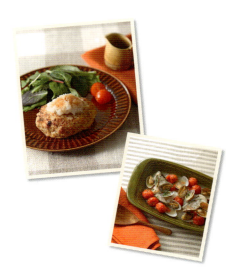

Part 1 やせる！メインおかず

作りおきにおすすめ

やわらか豆腐ハンバーグ ……… 20
　アレンジ ▶ きのこペッパーソースで ……… 21
チキンのトマト煮込み ……… 22
　アレンジ ▶ チキンのトマトリゾット ……… 23
豚のしょうが焼き ……… 24
　アレンジ ▶ ベトナム風サンドに ……… 25
焼きから揚げ ……… 26
　アレンジ ▶ たれをかけて油淋鶏風！ ……… 27
バンバンジー ……… 28
　アレンジ ▶ エスニック風あえものに ……… 29
鶏と野菜のそぼろ ……… 30
　アレンジ ▶ そぼろで簡単にら玉炒め ……… 31
野菜たっぷりプルコギ ……… 32
　アレンジ ▶ なすの韓国風炒めに ……… 33
たらのアクアパッツァ ……… 34
　アレンジ ▶ 魚介の和風パスタに ……… 35
豆のドライカレー ……… 36
　アレンジ ▶ 生野菜でタコライス風に ……… 37
鮭の南蛮漬け ……… 38
　アレンジ ▶ 漬け汁でしょうが酢みそ ……… 39

column ❶
知っておきたい！
ダイエットに役立つミニアドバイス ……… 40

Part 2 野菜ときのこのやせるおかず

たっぷりとりたい

きのこ
- しめじとパプリカのバターコンソメ ……… 42
- しめじと水菜の煮びたし ……… 43
- きのことレモンのワイン蒸し ……… 43
- まいたけとのりのつくだ煮風 ……… 44
- まいたけとえのきのごま風味サラダ ……… 44
- まいたけとしいたけのあさり煮 ……… 45
- きのこのしょうがポン酢煮 ……… 45
- エリンギとアスパラのケチャップ炒め ……… 46
- エリンギのペッパー炒め ……… 46
- エリンギの塩麹味 ……… 47
- きのこソテーのハムサラダ ……… 47
- マッシュルームとほうれん草のバターソテー ……… 48
- しいたけとたけのこのみそ煮 ……… 48
- きのことれんこんの炒め煮 ……… 49
- きのこのガーリックマリネ ……… 49

にんじん
- にんじんと切干大根のピリ辛ナムル ……… 50
- にんじんときゅうりの甘酢漬け ……… 51
- にんじんしりしり ……… 51
- にんじんとパプリカのレモンマリネ ……… 52
- にんじんとセロリのスープ煮 ……… 52
- にんじんと小結びしらたきの煮もの ……… 53
- にんじんのじゃこあえ ……… 53

キャベツ
- シンプル・コールスロー ……… 54
- キャベツとハムのマスタードソテー ……… 55
- キャベツの塩昆布あえ ……… 55
- ざく切りキャベツの韓国風 ……… 56
- ゆでキャベツのみょうがあえ ……… 56
- レンジ蒸しキャベツの青のりサラダ ……… 57
- キャベツとにんじんの浅漬け ……… 57

玉ねぎ
- シンプル・ラタトゥイユ ……… 58
- 玉ねぎのじゃこ炒め ……… 59
- グレープフルーツとオニオンのマリネ ……… 59

ごぼう
- ごぼうのごまポン漬け ……… 60
- ごぼうとしめじのきんぴら ……… 61
- ごぼうとにんじんのうま煮 ……… 61

大根
- 大根のツナマヨサラダ ……… 62
- 大根のバターしょうゆステーキ ……… 63
- 大根と油揚げのしょうが煮 ……… 63
- なます ……… 64
- 大根とひじきのサラダ ……… 64
- 大根とセロリのさっぱりサラダ ……… 65
- 大根とちくわのおかか煮 ……… 65

かぶ
- じゃことかぶのごましょうゆ炒め ……… 66
- かぶとあさりのオイスター煮 ……… 67
- 千枚漬け ……… 67

小松菜
- 小松菜と油揚げのおひたし ……… 68
- 小松菜のごまナムル ……… 69
- 小松菜とコーンのソテー ……… 69

ピーマン
- ピーマンのポン酢あえ ……… 70
- ピーマンのごまみそ炒め ……… 71
- ピーマンと焼きねぎの中華マリネ ……… 71

パプリカ
- 2色パプリカのりんご酢ピクルス ……… 72

もくじ

黄パプリカとエリンギの和風マリネ…………73
赤パプリカのトマト煮…………73

かぼちゃ

かぼちゃのペペロンチーノ…………74
ゆでかぼちゃの黒ごまあえ…………75
かぼちゃのコンソメ煮…………75

白菜

白菜のしょうが漬け…………76
白菜とハムの塩ペッパー炒め…………77
白菜としらたきのいり煮…………77

ゴーヤ

ゴーヤの梅おかかあえ…………78
ゴーヤの卵炒め…………79
ゴーヤのにんにく炒め…………79

ミニトマト

ミニトマトと玉ねぎのマリネ…………80
ミニトマトとセロリのピクルス…………81
ミニトマトのサッと煮…………81

きゅうり

きゅうりとみょうがの酢のもの…………82
たたききゅうりの梅みそあえ…………83
きゅうりときくらげの中華サラダ…………83

セロリ

セロリの塩レモン漬け…………84
セロリとパプリカのにんにくじょうゆ炒め…………85
セロリとツナのマスタードマリネ…………85

たけのこ

たけのこの土佐煮…………86
たけのこのコチュジャン炒め…………87
たけのことアスパラの焼きびたし…………87

column ❷
サラダにおすすめ！
自家製ノンオイルドレッシング…………88
おろしにんじんのドレッシング／玉ねぎのバルサミコドレッシング／
薬味たっぷり中華ドレッシング／マスタードドレッシング

Part 3 肉のやせるおかず

ボリューム満点

鶏胸肉

タンドリーチキン…………90
鶏肉とねぎのゆずこしょう炒め…………91
鶏ハム…………91
鶏のみぞれ煮…………92
鶏とれんこんの韓国炒め…………92
チンゲン菜と鶏肉の塩麹炒め…………93
サワーチキンステーキ…………93

鶏もも肉

チキンのレモンペッパーソテー…………94
エリンギ入り照り焼きチキン…………95
鶏とブロッコリーのマスタード炒め…………95
鶏と大根の中華煮…………96
鶏と枝豆の塩炒め…………96
さっぱり筑前煮…………97
ダッカルビ…………97

鶏ささみ

ささみときのこのポン酢炒め…………98
バーベキューチキン…………99
ごまだれチキン…………99
チキンの和風オニオンソース…………100
ささみのやわらか焼き のり塩味…………100
ささみとキャベツのしょうが炒め…………101
チキンのハーブワイン煮…………101

鶏ひき肉
- ロールレタス …… 102
- なすの肉みそ炒め …… 103
- ふわふわつくね …… 103

豚ロース薄切り肉
- 野菜たっぷりスタミナ炒め …… 104
- ホイコーロー …… 105
- 豚とセロリのカレー炒め …… 105

豚もも薄切り肉
- 豚キムチ …… 106
- 野菜の3色肉巻き …… 107
- 簡単ロールキャベツ …… 107
- 豚肉とアスパラのさっぱり炒め …… 108
- 豚肉とピーマンの辛み炒め …… 108
- 豚肉ときのこの塩ガーリック炒め …… 109
- ゴーヤチャンプルー …… 109

豚ももしゃぶしゃぶ肉
- 冷しゃぶ 梅肉だれ …… 110
- 豚肉とたっぷり野菜の酒蒸し …… 111
- 豚肉とかぶの香味炒め …… 111

豚ヒレ肉
- カラフル酢豚 …… 112
- 豚ヒレステーキ オニオンソース …… 113
- ゆで豚のはちみつしょうゆ漬け …… 113
- 豚ヒレの黒酢煮 …… 114
- トンテキ …… 114
- 豚ヒレとズッキーニのスパイシートマト煮 …… 115
- 豚ヒレの赤ワイン煮 …… 115

豚ひき肉
- ピーマンの肉詰め …… 116
- 白菜とひき肉の重ね蒸し …… 117
- 麻婆もやし …… 117

牛もも薄切り肉
- 牛肉とブロッコリーのみそ炒め …… 118
- チンジャオロースー …… 119
- 牛肉のねぎ塩炒め …… 119
- 牛肉とごぼうの柳川風 …… 120
- 牛肉ときのこのオイスター炒め …… 120
- 牛肉と玉ねぎのしぐれ煮 …… 121
- 甘辛やわらか焼き肉 …… 121

column ❸
市販飲料の代わりに！
作りおき「しょうがシロップ」のすすめ …… 122
しょうがシロップ／ジンジャーエール／ホットハニー

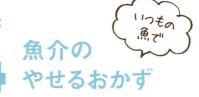

Part 4 魚介のやせるおかず
いつもの魚で

鮭

- 鮭のちゃんちゃん焼き …… 124
- 鮭のごま焼き …… 125
- 鮭のマヨ焼きフライ …… 125

あじ

- あじの漬け焼き …… 126
- あじと焼き野菜のめんつゆ漬け …… 127
- あじのカレームニエル …… 127

もくじ

いわし
いわしの香草パン粉焼き ……… 128
いわしのしょうが酢煮 ……… 129
いわしの照り焼き ……… 129

たら
たらの薬味蒸し ……… 130
たらと野菜のポン酢煮込み ……… 131
たらのトマトチーズ焼き ……… 131

かじき
かじきのねぎみそ焼き ……… 132
かじきとキャベツの塩麹炒め ……… 133
かじきの焼き竜田 ……… 133

えび
えびのチリソース ……… 134
えびと白菜のとろとろ煮 ……… 135
えびとチンゲン菜のしょうが炒め ……… 135

いか
いかときのこのバターしょうゆ炒め ……… 136
いか大根 ……… 137
いかとセロリの中華炒め ……… 137

貝
あさりとほうれん草のバター煮 ……… 138
あさりと野菜の酒蒸し ……… 139
帆立とアスパラのガーリックソテー ……… 139

column ❹
低カロリーで安心！
寒天のひんやりおやつ ……… 140
ハイビスカスティーといちごのジュレ／やわらか杏仁豆腐／
黒みつときなこのところてん

Part **5**
やせる
食材のおかず

ダイエットの味方

こんにゃく
糸こんにゃくとにんじんのピリ辛炒め ……… 142
こんにゃくとちくわの煮もの ……… 143
こんにゃくの炒め煮 青のり風味 ……… 143

しらたき
しらたきのたらこ炒め ……… 144
しらたきとピーマンのおかかじょうゆ炒め ……… 145
小結びしらたきのめんつゆ煮 ……… 145

ひじき
ひじきとちくわの煮もの ……… 146
ひじきと水菜のガーリック炒め ……… 147
ひじきとエリンギのごまマリネ ……… 147

わかめ
きゅうりとわかめの辛みあえ ……… 148
わかめともやしの韓国あえ ……… 149
わかめと大根のゆずこしょうサラダ ……… 149

切干大根
切干大根の煮もの ……… 150
切干大根と小松菜の中華炒め煮 ……… 151
切干大根とハムのサラダ ……… 151

水煮大豆
アスパラと大豆のごまあえ ……… 152
大豆とセロリのマスタードサラダ ……… 153
大豆とミニトマトのピリ辛煮込み ……… 153

材料別さくいん (50音順) ……… 154

「やせるレシピ」実践のコツ

ダイエットのために極端に食べる量を減らしたり、かたよった食事ばかりになるのは、健康を損なう原因にもなります。この本では、毎日の食事量はそのままに、トータルでバランスよくカロリーや糖質を減らせる食べ方をおすすめします。

脂質や糖質が低い食材を上手に活用！

肉や魚、野菜は全般的に糖質は低いのですが、カロリーで見ると部位や種類によってばらつきがあります。やみくもに食べる量を減らすのではなく、食材のカロリーや糖質量を頭に入れて、上手に組み合わせましょう。

肉は部位を選ぶ

同じ豚肉でも、脂身の多いバラ肉のカロリーは、ヒレ肉の3倍以上！ 鶏肉なら胸肉やささみ、豚肉ならももやヒレなど、カロリーの低い部位を意識して選ぶようにすれば、1日の摂取カロリーも無理なくダウンできます。

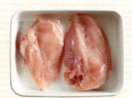
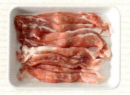

魚は種類に気をつけて

魚は低カロリーと思いがちですが、さんまやぶり、さば、刺身なら中トロなど、脂がのっているものはカロリーがグンとはね上がるので要注意。脂が少なめのものを選んで、おいしく調理しましょう。

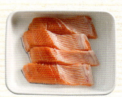
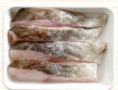

野菜の糖質にも注意！

野菜は全般にカロリーが低く、ダイエット向きですが、なかには糖質が多いものも。じゃがいもやさつまいもなどのいも類、にんじん、れんこんなどの根菜類、甘みのある玉ねぎ、トマトなどは、量を減らす、調理法を工夫するなどして調整しましょう。

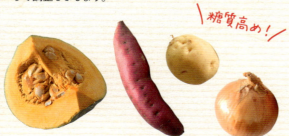

〜糖質高め！〜

調味料のことも忘れないで

味つけに使う調味料も、低カロリーのものがあるならそちらをチョイス。みりんや砂糖は糖質が高いので、量を控えめにしましょう。ドレッシングはノンオイルのものを選んで。

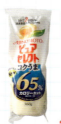
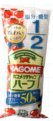

最近はマヨネーズやトマトケチャップも、低カロリー、低糖質のものが増えているので活用して。

計量や調理の工夫で カロリー＆糖質を調整して

カロリーや糖質の低い食材を選んでも、油や調味料をたくさん使って調理すると、結果的にはカロリーや糖質量が上がってしまいます。計量に気をつけたり、調理方法を工夫して、上手にコントロールしましょう。

油や調味料はきちんと計量する

この本で紹介するレシピの油や糖質の高い調味料は、材料に対して少なめです。目分量にしてしまうと、ついつい多く入れてしまいがち。きちんと計量することから、やせるおかず作りがスタートします。

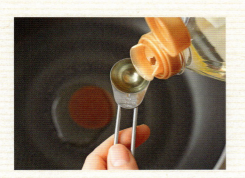

フッ素加工のフライパンを使って

フッ素加工のフライパンなら、油が少なめでも焦げつく心配がなく、全体に油をまわしながら調理できます。この本では、4人分の炒めものなどが作りやすい、直径25〜26cmのものを使用しています。

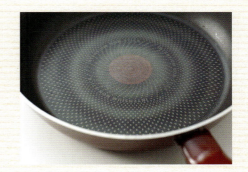

「炒め」より「蒸し」がおすすめ

油を使う炒めものより、よりヘルシーなのが蒸しもの。野菜と合わせれば、野菜から出てくる水分で蒸されるので、肉や魚もパサつかずしっとりやわらかに仕上がります。フライパン蒸しや電子レンジを使った蒸しものなら簡単です。

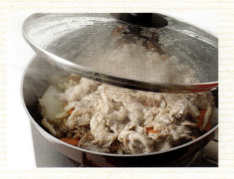

野菜のあえものはポリ袋を

あえもののコク出しに油を入れるときは、ポリ袋を使ってもみ混ぜると、油の量が少なくても全体に味がきちんとまわります。肉の下味つけなども同様。洗いものも減るので、後片づけもラクチン！

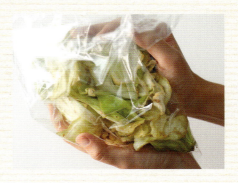

3 健康的にやせるために食べ方をひと工夫

毎日3食きちんと食べて、健康を保ちながら自然にやせるのが、ダイエットの理想。献立の組み合わせや量のバランスなどに気をつけることが大切です。無理をせず、気長に取り組みましょう。

献立は「一汁三菜」が理想です

炭水化物、たんぱく質、脂質、ビタミン、ミネラル、食物繊維など、必要な栄養素をバランスよくとれるよう、主食、メインおかず、サブおかず、汁ものを組み合わせます。

サブおかず
野菜、きのこなどでバランスよく
ビタミン、ミネラル、食物繊維などはサブおかずで補います。腸内バランスを整えることにもつながるので、きちんととりましょう。2品が理想ですが、むずかしければ1品でもOK。

メインおかず
たんぱく質をしっかりとって
肉や魚、卵、大豆製品など、たんぱく質がとれる主菜。肉や魚は脂質が多いものもあるので、食材選びがやせるポイント。

汁もの
塩分のとりすぎに注意
みそ汁、スープなどは塩分過多になりがちなので、気をつけて。具だくさん汁なら、サブおかずにもなります。面倒なときは温かいお茶だけでもOKです。

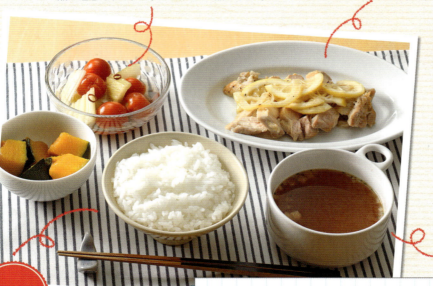

主食
量を少なめにして
ご飯、パン、麺などの炭水化物はエネルギー源になるのですべて抜くのはおすすめできませんが、糖質が多く、とりすぎると太る原因になるので少なめに。

この1食で441kcal・糖質59.1g（ご飯100gの場合）

カロリーについて
1日の摂取量は成人男性で1700〜2000kcal、成人女性で1500〜1800kcalが、ダイエットの目安。年齢、体重など個人差があるので、様子をみて調整しましょう。

糖質について
糖質はとりすぎも、まったくとらないのもNG。主食の量である程度コントロールできるほか、糖質の多い食材や調味料を控えめにするなどで調整することができます。

お弁当にもやせるレシピを活用して

昼ごはんは、ついつい外食やコンビニで済ませてしまいがち。作りおきのやせるおかずがあれば、温めて詰めるだけなので、お弁当作りもラクになります。献立と同様、メインおかずとサブおかずをバランスよく組み合わせましょう。

※気温の高い時期は、作りおきおかずはアツアツに温め直すなど、扱いにご注意ください。

ご飯の量に注意!

ご飯をぎゅうぎゅうに詰めると、小さなお弁当箱でも意外に量が入ってしまいます。ご飯の量を決めて、野菜おかずを多めに詰めるなど工夫して。おにぎりも大きさのわりにご飯の量があるので、食べすぎに注意。

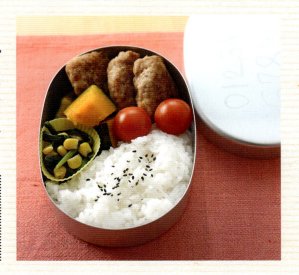

知っておきたい主食の栄養量

エネルギー源となる主食（炭水化物）は人間の体にとって必要なものですが、糖質が多いので、とりすぎには注意したいもの。おもな主食の栄養量は右のとおり。頭に入れておくと、自分で調節して適量をとることができます。

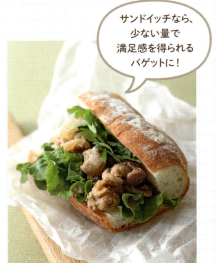

サンドイッチなら、少ない量で満足感を得られるバゲットに！

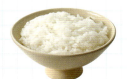

ご飯（茶碗普通盛り1杯・140g）
235kcal・糖質**53.3**g

（茶碗小盛り1杯・100g）
168kcal・糖質**38.1**g

食パン（6枚切り1枚・60g）
158kcal・糖質**29.5**g

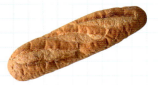

バゲット（1食・50g）
140kcal・糖質**32.0**g

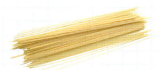

パスタ（乾燥100g）
379kcal・糖質**73.5**g

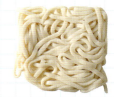

うどん（ゆで1食・200g）
210kcal・糖質**42.8**g

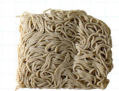

そば（ゆで1食・170g）
224kcal・糖質**45.9**g

\ 知っておきたい！ /
「やせるレシピ」に向く食材

「やせる」おかず作りは、素材選びから始まります。
おもな食材のカロリー、糖質を知っておくと役に立ちます。

※数値は100gあたりのカロリーと糖質です。

野菜・きのこ

全般にダイエット向きの食材です

野菜やきのこは低カロリーでダイエット向き。ビタミン類や食物繊維をとるうえでも、活用したい食材です。ただし、いも類など糖質が高いものもあるので注意しましょう。

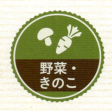
きのこ類（P.42参照）
全般的に低カロリーで抵糖質。食物繊維も豊富。

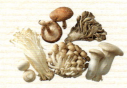
にんじん／36kcal・5.8g
カロテンなど栄養豊富。

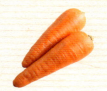
キャベツ／23kcal・3.5g
年中出回るので便利！

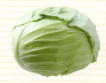
玉ねぎ／37kcal・7.0g
糖質はやや高めなので、量に注意。

ごぼう／65kcal・1.1g
食物繊維が豊富。

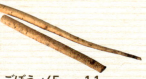
大根／18kcal・2.9g
水分が多く低カロリー。

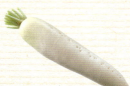
かぶ／根21kcal・3.5g
葉は緑黄色野菜。根と葉を合わせて使えば栄養アップ。

小松菜／14kcal・0.3g
カルシウム豊富で低カロリー、低糖質。

ピーマン／22kcal・2.3g
ビタミンCが豊富。

パプリカ／赤30kcal・5.3g
　　　　　黄27kcal・4.9g
β-カロテンの補給源にも。

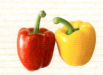
かぼちゃ／91kcal・17.0g
カロテン、食物繊維が豊富。

白菜／14kcal・2.0g
低カロリーなのでたっぷりどうぞ。

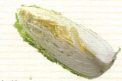
ゴーヤ／17kcal・0.3g
低カロリー、低糖質でビタミンCが豊富。

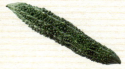
ミニトマト／29kcal・4.6g
甘みの強いものは糖質高め。

きゅうり／14kcal・2.0g
ほぼ水分で低カロリー！

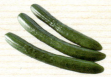
セロリ／15kcal・1.4g
低カロリー、低糖質で食物繊維がとれる。

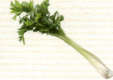
たけのこ／水煮23kcal・2.3g
食物繊維が豊富。

肉 脂の少ない部位を選んで

肉はたんぱく質をとるうえで欠かせない食材です。全般に糖質は低いのですが、部位によっては脂身が多く、カロリーが高いものもあるので、脂身の少ない部位を選んで活用しましょう。

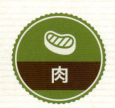

🐔 鶏肉　皮を取るとカロリーダウンになります

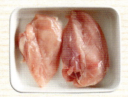 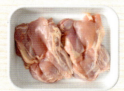 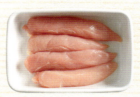 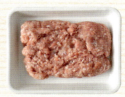

鶏胸肉／
皮なし 116kcal・0.1g
皮つきで145kcal、
皮なしで116kcal。

鶏もも肉／
皮なし 127kcal・0g
皮つきは204kcal。皮を取れば127kcalにダウン。

鶏ささみ／
105kcal・0g
非常に低カロリーでやせるおかず向き。

鶏ひき肉／
186kcal・0g
選べるなら、胸肉のひき肉がおすすめ。

🐷 豚肉　バラ肉など脂身が多い部位は避けて

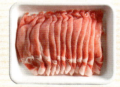 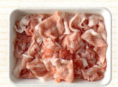 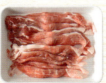 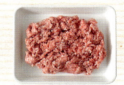

豚ロース薄切り肉／
263kcal・0.2g
他の部位に比べてカロリーは高めなので、量を少なめに。

豚もも薄切り肉・しゃぶしゃぶ肉／
183kcal・0.2g
183kcalと比較的低カロリー。

豚ヒレ肉／
130kcal・0.3g
130kcalで豚肉の中ではいちばん低い。

豚ひき肉／
236kcal・0.1g
赤身の多いものを選んで。

🐄 牛肉
赤身のもも肉がおすすめです

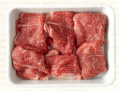

牛もも薄切り肉(国産牛)／ 209kcal・0.4g
　　　　　　　　(輸入牛)／ 165kcal・0.4g
脂身が少なく低カロリー。

加工品はベーコンよりハム！

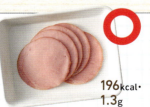
196kcal・1.3g ⭕

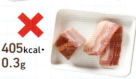
405kcal・0.3g ❌

ベーコンは豚バラ肉を加工したものなので脂身が多く、405kcalと高カロリー。ハムはロースハムが196kcal、ボンレスハムが118kcalなので、断然やせるおかず向き。

魚介

脂の少ない種類を選びましょう

魚介は全般に糖質は低いのですが、さんまやぶりのように脂ののった魚はカロリー高め。鮭など脂の少ない魚を選んで活用します。

●この本で紹介する魚介

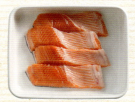

鮭(白鮭)／133kcal・0.1g
キングサーモンは200kcalとカロリーが高め。

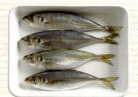

あじ(まあじ)／126kcal・0.1g
三枚におろすと調理の範囲が広がる。

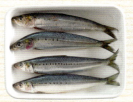

いわし(まいわし)／169kcal・0.2g
オメガ3系の良質な脂を多く含む。

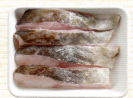

たら(まだら)／77kcal・0.1g
白身で圧倒的に低カロリー。

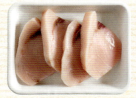

かじき(めかじき)／153kcal・0.1g
パサつかないように調理に工夫を。

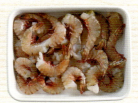

えび(ブラックタイガー)／82kcal・0.3g
高たんぱく質で低糖質。

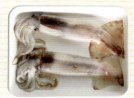

いか(するめいか)／83kcal・0.1g
脂質も1g以下と低め。

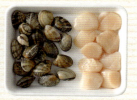

貝類／あさり30kcal・0.4g、帆立貝柱88kcal・3.5g
アミノ酸を多く含み、うまみたっぷり。

ツナ缶は水煮をチョイス

常備しておくと、魚代わりに手軽に使えるツナ缶ですが、油漬けのカロリーは水煮の約3倍。「やせる」おかずには、水煮を使いましょう。

○ 水煮／71kcal・0.2g
× 油漬け／267kcal・0.1g

こんな食材には気をつけて！

意外とカロリーや糖質が高い食材。使う場合は量を少なめにしましょう。

野菜では

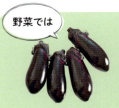

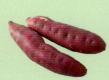

じゃがいも／76kcal・16.9g
カロリーも糖質も高め。

なす／22kcal・2.6g
油を吸いやすいので、調理法に気をつけたい。

さつまいも／140kcal・31.0g
甘みが強くて糖質高め。

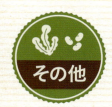
その他

低カロリー・低糖質食材を上手に活用して

乾物や加工品などにも低カロリー・低糖質食材はたくさんあります。常備しておける食材も多いので、毎日少しずつ取り入れましょう。

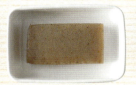
こんにゃく／5kcal・0.1g
食物繊維が多く、整腸作用もある。

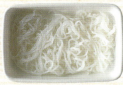
しらたき／6kcal・0.1g

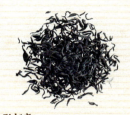
ひじき(水でもどした後ゆでる)／10kcal・0g
ミネラル分が多く、冷凍にも強い。

わかめ(水でもどした後)／17kcal・0.1g
ミネラルたっぷり、食物繊維も豊富。

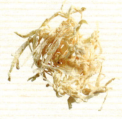
切干大根(水でもどした後ゆでる)／19kcal・0.4g
食物繊維が多いので、活用して。

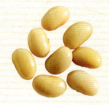
大豆(水煮)／140kcal・0.9g
たんぱく質が豊富。肉代わりに。

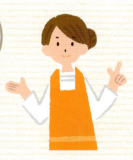

> ふだん自分がよく使う食材のカロリーと糖質を頭に入れておけば、調整もラクになりますよ！

魚介では

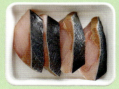
ぶり／257kcal・0.3g

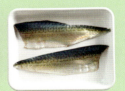
さば(まさば)／247kcal・0.3g

どちらも脂が多くてカロリーが高めなので、ダイエット中は1食の量をやや控えたほうが無難。

その他では

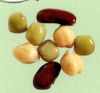
大豆以外の豆
カロリーには大差はありませんが、いんげん豆16.9g、えんどう豆18.8g、ゆでひよこ豆20.0gと、糖質はかなり多め。

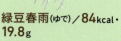
緑豆春雨(ゆで)／84kcal・19.8g
ゆで春雨はでんぷんが主材料のため糖質は意外と高め。量は少なめにするのが正解。

冷蔵・冷凍保存のコツ

よりおいしく長もち！

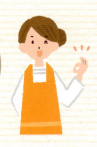

正しい方法を覚えて保存すれば、最後までおいしく食べきることができます。冷蔵、冷凍、自分に合った方法で上手に保存して。

1 粗熱をしっかり取る

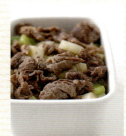

作って温かいまま保存すると、蒸気が水分となります。余分な水分は傷みのもと。冷凍の場合は霜になって味が劣化してしまうので、きちんと粗熱を取ってから保存します。

2 清潔な容器や袋で保存

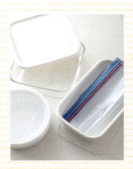

保存する際の大敵は雑菌。容器はよく洗ってペーパータオルなどで水滴を取り除きます。保存袋は使いまわしを避けて、雑菌の繁殖を防ぎましょう。

3 汁ごと保存して味をしみ込ませて

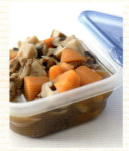

煮ものやマリネなど、味をしみ込ませたいおかずは、汁ごと容器に入れて保存。乾燥も防ぎ、時間がたつごとに味がしみておいしくなります。

4 袋での冷凍は空気をしっかり抜いて

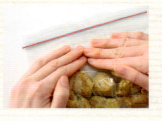

空気に触れると霜がついて劣化を早めます。おかずを入れたら、ファスナーの端を少し開けて空気を押し出して密封します。

5 使いやすい量に小分けする

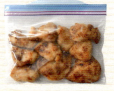
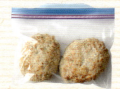

おかずもご飯も、自分の使いやすい量に小分けして保存。使うぶんだけ、温め、解凍ができるので保存性もアップ。お弁当用の量を別に分けても。

6 ラベルに料理名や日付を書く

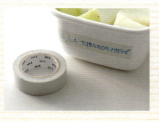

ひと目で在庫がわかるように、料理名や作った日付をラベルに書いて。貼ったりはがしたりがラクなマスキングテープも便利！

解凍・温めのコツ

ベストの方法でおいしく！

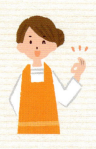

作りおきおかずは、素材や調理法によって解凍や温め方法にコツがあります。おいしさに違いが出るので、しっかりマスターして！

1 食べるぶんだけ温め直し

冷蔵したおかずは、何度も温め→保存を繰り返すと味の劣化のもと。食べるぶんだけ取り分けて温め直します。取り分ける際には、清潔なカトラリーで！

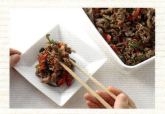

2 冷凍おかずはレンジ解凍→加熱で

温めて食べたい冷凍おかずは、いきなり加熱せずに、電子レンジの解凍モードで解凍してから加熱して温めます。

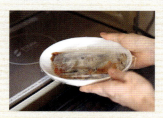

3 保存袋のおかずは耐熱皿に移して

冷凍用の保存袋はほとんどが電子レンジ加熱はNG。なかでも油が多いおかずは、高温になり袋が溶けたり、破裂したりします。レンジ解凍したら、耐熱の器に移して加熱を。

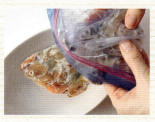

4 カリッとさせたいおかずはトースターで

フライやから揚など、カリッとさせたいおかずは、電子レンジで解凍したあと、トースターで温めると油がよみがえり、作りたてのおいしさに！

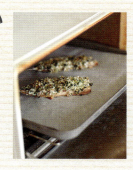

アレンジでおいしく食べきって！

作りおきおかずに飽きてしまったときに役立つのがアレンジ。ちょっと味を変えたり、素材をプラスしたり、方法はいろいろ。Part1メインおかずの「ちょい足しアレンジ」を参考に工夫して、無駄なくおいしく食べきりましょう。

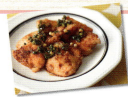

＼たれをかける／

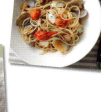

＼パスタにする／

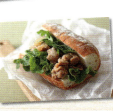

＼パンにはさむ／

この本の使い方

レシピページにも「やせるレシピ」のコツがいっぱいです。

●保存&解凍アイコン

冷蔵
冷蔵保存期間の目安です。

冷凍
冷凍保存期間の目安です。

解凍
冷凍おかずをおいしく食べる、おすすめの解凍方法。トースターとある場合は、解凍後にトースターで加熱します。

●やせるレシピのヒミツ
食材の特徴ややせるための調理のコツ、栄養的なアドバイスなどを説明。

●食材インデックス
おかず1品で使いきる分量の目安、鮮度の見分け方、食材のカロリーや糖質量がわかります。

●作りおきテク
切り方や調理方法、保存テクなど、食材に合ったワザをチェックできます。

[Part 1]

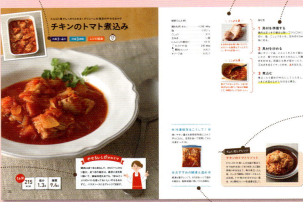

●ここが大事
メインおかずは作り方に沿って、作りおきの調理ポイントをわかりやすく写真つきで説明。大事な部分は黄色マーカーで確認できます。

●ちょい足しアレンジ
味変えや素材をプラスするなど、作りおきをしておいしく食べきるためのアレンジを紹介します。

●冷凍・解凍・温め方法
Part1のメインおかずは、おすすめの冷凍や解凍の方法も紹介。

[Part 2・3・4・5]

●栄養価アイコン
1人分のエネルギー、塩分、糖質の目安を各おかずごとに表示しています。おかず選びの参考にして。

●調理時間アイコン

調理時間の目安です。

この本の決まりごと
◆大さじ1は15㎖、小さじ1は5㎖、1カップは200㎖です。
◆材料のだし汁は、昆布、かつお節でとっています。市販のだしの素を使う場合は、適した塩分になるよう、味をみながらご使用ください。
◆材料分量のにんにく1片は、中くらいのにんにくを割った鱗片(くし形のかたまり)ひとつ分を指します。また、しょうが1かけは、親指の第1関節から上くらいの大きさが目安です。
◆調理時間は目安です。下ゆでの湯沸かし、しばらくおく、調味料に漬け込むなどの時間は除きます。
◆野菜は水洗いし、作り方に表示がなければ、適宜皮をむき、種やへたを除いて調理してください。

◆すべてのレシピで、フライパンはフッ素加工のものを使用しています。
◆電子レンジの加熱時間は600Wが基準です。500Wの場合は1.2倍、700Wの場合は0.8倍にするなど、機種に合わせて加熱時間を調節してください。
◆オーブントースターは機種により加熱具合が違うため、様子を見ながら加熱してください。
◆表示の冷蔵、冷凍の保存期間は目安です。季節やご家庭の状況により保存状態は変わるため、食べる前によく確認してください。
◆各料理の栄養価は「日本食品標準成分表2015年版(七訂)」のデータをもとに、記載されている材料で計算しています。ただし、好みで入れる材料は含まれていません。
◆糖質量は「炭水化物-食物繊維」で計算した目安量です。

Part 1

おいしくて大満足!

作りおきにおすすめ

やせる!メインおかず

脂質や糖質の少ない素材を選んだり、
調理法に少し工夫をするだけで、やせるおかずに。
ボリュームも満足できるごちそうおかずを紹介します。

 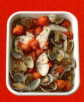 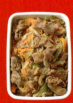

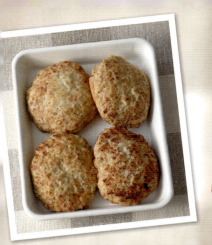

さっぱり和風味でヘルシー&ジューシーに！

やわらか豆腐ハンバーグ

| 冷蔵3日 | 冷凍3週間 | レンジ解凍 | 20分 |

1人分 235 kcal ／ 塩分 1.2g ／ 糖質 5.3g

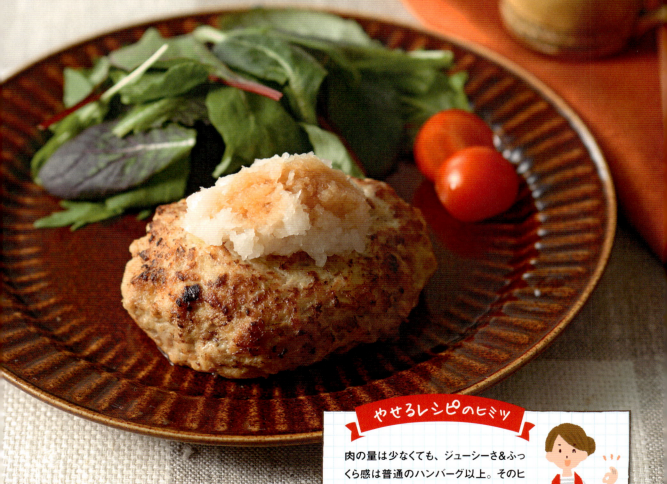

やせるレシピのヒミツ

肉の量は少なくても、ジューシーさ&ふっくら感は普通のハンバーグ以上。そのヒミツは豆腐の量と蒸し焼きにあります。大根は、食べる直前におろすと、消化酵素もとれるのでおすすめ。

材料（4人分）

豚ひき肉	250g
絹ごし豆腐	½丁（150g）
パン粉	大さじ3
玉ねぎのみじん切り	½個分
A 溶き卵	1個分
A 塩	小さじ½
A こしょう	少々
大根おろし	4cm分
ポン酢しょうゆ	大さじ2
サラダ油	小さじ2

❄ 冷凍保存はこうして！ ❄

使いやすい量を冷凍用保存袋に並べ入れ、空気を抜いて密閉を（→P.16）。なるべく重ならないように入れると、くっつかずに取り出しやすい。

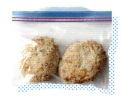

❄ おすすめの解凍＆温め ❄

解凍は電子レンジで。そのままレンジで温める場合は、耐熱容器に移して加熱を。

ここが大事

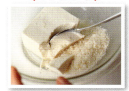

豆腐は水きり不要。ペースト状になるまで練り、パン粉に水分を吸わせると、蒸し焼きでふっくら仕上がる。

ここが大事

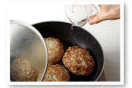

水を加え、蒸し焼きで中までよく火を通して。ふっくらして、焦げつきも防げる。

ここが大事

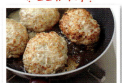

フライパンをゆすりながら、水けをとばしてうまみを凝縮。作りおき向きに。

作り方

1 肉だねを練る
ボウルに豆腐、パン粉を入れて混ぜ、ひき肉、玉ねぎ、Aを加えて練り混ぜる。4等分にして小判形にまとめ、中央を少しくぼませる。

2 ハンバーグを焼く
フライパンにサラダ油を中火で熱し、1を並べ入れる。両面に焼き色がついたら、水¼カップ（分量外）を加え、煮立ったらふたをし、弱めの中火にして5分ほど蒸し焼きにする。

3 仕上げる
ふたを取って水分をとばす。食べるときに大根おろしをのせ、ポン酢しょうゆをかける。

ちょい足しアレンジ

きのこペッパーソースで

ハンバーグを取り出し、小房に分けたしめじ½パック分、薄切りのしいたけ2枚分、玉ねぎ¼個分を入れて炒め、しょうゆ・みりん各小さじ1、粗びき黒こしょう適量で調味を。きのこで食物繊維と歯ごたえもプラス！

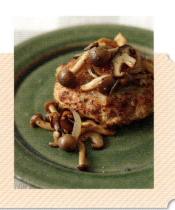

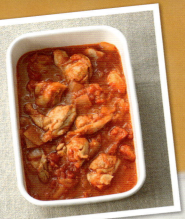

たんぱく質がしっかりとれる！ボリューム大満足のやせるおかず

チキンのトマト煮込み

冷蔵3〜4日　冷凍3週間　レンジ解凍　25分

| 1人分 | 215 kcal | 塩分 1.3g | 糖質 9.4g |

やせるレシピのヒミツ

鶏肉は皮つきと皮なしで、カロリーにかなり差が。皮つきの場合は、最初に皮を取り除いて。調味料控えめでも、うまみたっぷりのトマトを使っておいしいやせるおかずに。パスタソースにもアレンジできます。

材料（4人分）

鶏もも肉（皮なし）	小2枚（400g）
塩	小さじ⅛
こしょう	少々
玉ねぎ	½個
にんにくの薄切り	1片分
A ┌ カットトマト缶	2缶（800g）
└ 顆粒コンソメ	大さじ1
オリーブ油	大さじ1

ここが大事

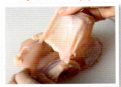

もも肉は皮を取り除くだけで、カロリーも脂質もグンとダウン。手ではぎ取って。

ここが大事

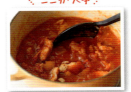

焦げつかないように、ときどき混ぜながら煮て。うまみが凝縮して、時間がたってもおいしい。

作り方

1 具材を準備する
鶏肉は皮つきの場合は除いてひと口大に切り、塩、こしょうをふる。玉ねぎは3cm角に切る。

2 具材を炒める
鍋にオリーブ油、にんにくを入れて弱火にかけ、香りが出てきたら中火にして鶏肉を炒める。両面とも色が変わったら、玉ねぎを加えてサッと炒め、**A**を加える。

3 煮込む
煮立ったら弱めの中火にしてふたをし、ときどき混ぜながら10分ほど煮る。

❄ 冷凍保存はこうして！ ❄
使いやすい量を冷凍用保存袋に入れて平らにならし、空気を抜いて密閉してから冷凍を（→P.16）。

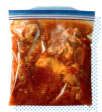

❄ おすすめの解凍＆温め ❄
解凍は電子レンジで。そのままレンジで温める場合は、耐熱容器に移してから加熱を。

ちょい足しアレンジ

チキンのトマトリゾット

チキンのトマト煮1人分を鍋で煮立て、水でぬめりを洗って水けをきったご飯を茶碗1杯分加えて。再び煮立ったら、塩、こしょうで調味して粉チーズをふれば完成。トマト煮の水分が少ない場合、水と顆粒コンソメ各適量を足して。

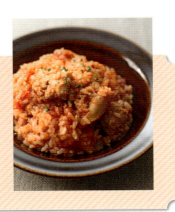

23

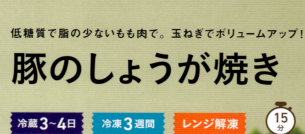

低糖質で脂の少ないもも肉で。玉ねぎでボリュームアップ！

豚のしょうが焼き

| 冷蔵3〜4日 | 冷凍3週間 | レンジ解凍 | 15分 |

やせるレシピのヒミツ

豚肉は脂身の少ないもも肉を使い、炒める油の量も控えめにして、グッとカロリーダウン。たっぷり入れた玉ねぎは、ボリュームアップと甘みプラスの効果も。そのぶんみりんを控えめにします。

1人分
190 kcal ／ 塩分 1.1g ／ 糖質 6.0g

材料（4人分）

豚もも薄切り肉	300g
玉ねぎ	1個
A しょうがのすりおろし	2かけ分
A しょうゆ	大さじ1と1/2
A みりん	小さじ2
サラダ油	小さじ2

ここが大事

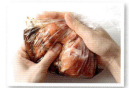

下味をしっかりもみ込んでおけば、味が均一について、さめてもおいしい。

ここが大事

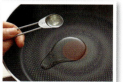

油は小さじ2とかなり少なめ。目分量ではなく、きちんと計量することが大切。

作り方

1 具材を切る
豚肉はひと口大に切る。玉ねぎは薄切りにする。

2 下味をつける
ポリ袋に **A** を入れて混ぜ、豚肉を加えてもみ込む。冷蔵室に15分ほどおく。

3 炒める
フライパンにサラダ油を中火で熱し、**2** を漬けだれごと入れる。肉の色が変わってきたら玉ねぎを加えて炒める。

❄ 冷凍保存はこうして！ ❄

1〜2食分ずつ冷凍用保存袋に入れて平らにならし、空気を抜いて密閉を（→P.16）。お弁当用に保存する場合は、カップに小分けにしてから冷凍しても。

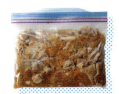

❄ おすすめの解凍＆温め ❄

解凍は電子レンジで。そのままレンジで温める場合は、耐熱容器に移して加熱を。

ちょい足しアレンジ

ベトナム風サンドに

バゲットに切り込みを入れてマヨネーズ（低カロリータイプ）を塗り、サラダ菜、しょうが焼き、パクチーを適量はさむだけ。バゲットは食パンよりも少量で満足できるので、ダイエットにはおすすめ。

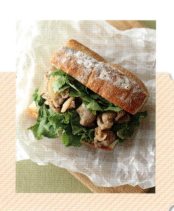

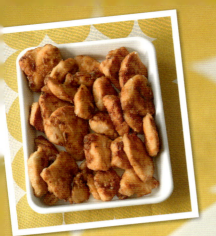

カロリーの低い胸肉を使い、揚げ焼きするのがやせるポイント

焼きから揚げ

| 冷蔵3〜4日 | 冷凍3週間 | レンジ解凍+トースター | 20分 |

やせるレシピのヒミツ

から揚げは、より低脂質な皮なしの鶏胸肉で。そぎ切りにし、よく下味をもみ込むと、胸肉でもパサつかずジューシーに。ころもを薄くつけ、少ない油でカリッと焼けば、揚げるよりラクなうえに断然低カロリーです。

1人分 217kcal　塩分 1.0g　糖質 8.5g

材料（4人分）

鶏胸肉（皮なし）	小2枚（400g）
A しょうがのすりおろし	1かけ分
にんにくのすりおろし	½片分
しょうゆ	小さじ4
みりん	小さじ2
片栗粉	大さじ3
サラダ油	大さじ2

❄ 冷凍保存はこうして！ ❄

1〜2食分ずつ、冷凍保存袋に小分けにすると、霜がつきにくくおいしさもキープできる。空気を抜いて密閉し（→P.16）、重ならないようにならして冷凍して。

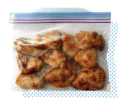

❄ おすすめの解凍＆温め ❄

電子レンジの解凍モードで解凍して保存袋から出し、トースターで温めるとカリッとした揚げたての食感がよみがえる。

ここが大事

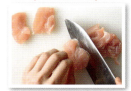

繊維を断つようにそぎ切りに。揚げ焼きなので、厚みも少し薄めにカットして。

ここが大事

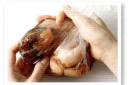

下味を肉にもみ込んで水分を含ませておくと、時間がたってもしっとりしておいしい。

ここが大事

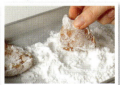

片栗粉をつけすぎると油を多く吸ってしまうので、表面に軽くまぶす程度でカリッと仕上げて。

作り方

1 鶏肉を切る

鶏肉は1cm厚さのそぎ切りにし、ひと口大に切る。

2 下味をつける

ポリ袋に**A**を入れて混ぜ、**1**を加えてもみ込む。冷蔵室に15分ほどおき、水けをきって片栗粉を薄くまぶす。

3 揚げ焼きにする

フライパンにサラダ油を中火で熱し、**2**を両面焼く。食べるときに好みの野菜、レモン（各分量外）を添える。

ちょい足しアレンジ
たれをかけて油淋鶏（ユーリンチー）風！

小口切りの万能ねぎ2本分、しょうがのすりおろし⅙かけ分、にんにくのすりおろし⅙片分、しょうゆ小さじ1、酢小さじ2、ごま油小さじ¼、一味唐辛子少々を混ぜたたれをかけるだけ。

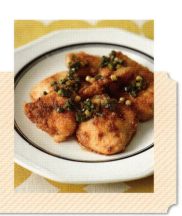

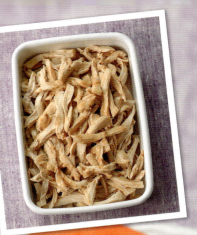

レンジで手軽に作りおき。生野菜を添えてめしあがれ！

バンバンジー

冷蔵 3〜4日 | 冷凍 3週間 | レンジ解凍 | 15分

1人分 149 kcal | 塩分 1.0g | 糖質 1.5g

やせるレシピのヒミツ

鶏胸肉のレンジ蒸しはパサつきがちですが、酒をふって加熱後、そのまま少しおくとしっとりふっくら。鶏肉を裂いたら、蒸し汁も取っておいて。たれに加えれば、鶏のうまみを余さず味わえます。

材料（4人分）

鶏胸肉（皮なし）	小2枚（400g）
塩	小さじ¼
こしょう	少々
酒	大さじ2
A ┌ 鶏肉の蒸し汁	大さじ2
├ みそ	大さじ1
├ 白練りごま	小さじ2
└ 酢	小さじ1

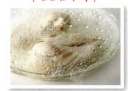

ここが大事
酒をふって加熱し、ラップをかけたまま蒸らすことで、しっとりやわらかに。

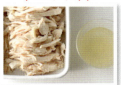

ここが大事
鶏を蒸したときに出る汁は取っておいて。鶏のうまみが溶けた蒸し汁でたれを作って。

作り方

1 鶏肉をレンジで加熱
鶏肉は、塩、こしょうをふる。大きめの耐熱皿にのせて酒をふり、ラップをかけて電子レンジ（600W）で4分ほど加熱する。裏返して、さらに2～3分加熱する。

2 余熱で火を通す
ラップをかけたまま蒸らし、粗熱が取れたら鶏肉を手で裂く。蒸し汁は取っておく。

3 調味する
ボウルにAを入れて混ぜ、2の鶏肉を加えてあえる。食べるときに好みの野菜を添え、白いりごま適量（各分量外）をふる。

❄ 冷凍保存はこうして！ ❄
使いやすい量を冷凍用保存袋に入れ、空気を抜いて密閉を（→P.16）。手順2で裂いた状態で蒸し汁とともに保存してもOK。

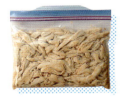

❄ おすすめの解凍＆温め ❄
解凍は電子レンジで。耐熱容器に移して加熱し、粗熱を取って。

ちょい足しアレンジ

エスニック風あえものに
鶏の蒸し汁大さじ2、酢・ナンプラー各大さじ1、しょうゆ小さじ1、一味唐辛子少々を混ぜてエスニックだれに。裂いた鶏肉を加えてあえ、好みでパクチーやミニトマトを添えて。

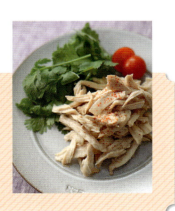

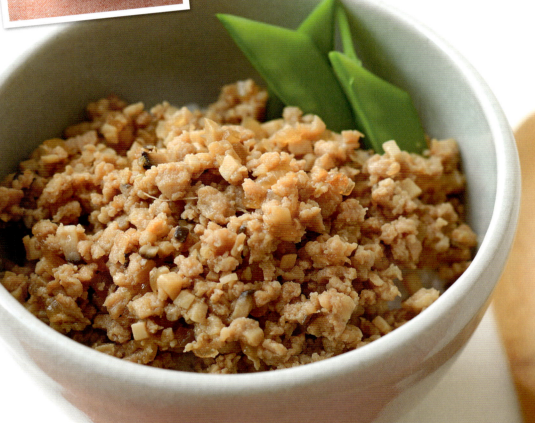

お弁当にもおすすめの肉そぼろ。玉ねぎときのこでうまみもたっぷり

鶏と野菜のそぼろ

冷蔵3~4日 | 冷凍3週間 | レンジ解凍 | 15分

やせるレシピのヒミツ

じつは半分以上が玉ねぎとエリンギ。みじん切りにして炒め合わせれば、見た目も食感もまるでひき肉！ 少ない肉でもボリュームが出て、うまみや歯ごたえもアップします。鶏胸ひき肉を使うと、より低カロリーに。

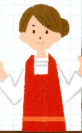

1人分 91 kcal ／ 塩分 0.9g ／ 糖質 3.7g

材料（4人分）

鶏ひき肉	150g
玉ねぎ	¼個
エリンギ	1パック(100g)
A しょうがのすりおろし	1かけ分
しょうゆ	小さじ4
みりん	小さじ1
砂糖	小さじ1

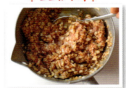

ここが大事
火にかける前に全体をよく混ぜ、なじませて。むらなく味が均一に入る。

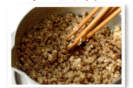

ここが大事
菜箸を数本使って混ぜながら炒めると、簡単にパラパラの仕上がりに！

作り方

1 野菜を切る
玉ねぎ、エリンギはみじん切りにする。

2 具材を炒める
鍋にひき肉、1、Aを入れて混ぜ、中火にかける。菜箸5〜6本で混ぜながら、汁けがなくなるまで炒める。

3 仕上げる
食べるときにご飯少なめ適量（分量外）にのせ、ゆでて斜めに切った絹さや適量（分量外）を添える。

❄ 冷凍保存はこうして！ ❄
使いやすい量を冷凍用保存袋に入れ、空気を抜いて密閉を（→P.16）。お弁当用には適量ずつラップで小分けに包んでから、冷凍用保存袋に入れると便利。

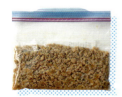

❄ おすすめの解凍＆温め ❄
解凍は電子レンジで。そのままレンジで温める場合は、耐熱容器に移して加熱を。

ちょい足しアレンジ

そぼろで簡単にら玉炒め
フライパンにごま油小さじ2を熱し、そぼろ1人分、4cm長さに切ったにら1束分を炒め、にらがしんなりしたら溶き卵4個分を炒め合わせ、塩、こしょうで調味。お弁当の彩りにも。

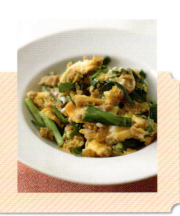

31

油を使わず蒸し焼きに。肉汁がしみた野菜もおいしい！

野菜たっぷりプルコギ

冷蔵 3〜4日 ／ 冷凍 3週間 ／ レンジ解凍 ／ 20分

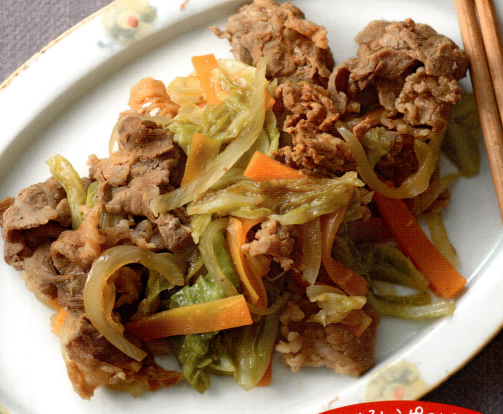

1人分 212 kcal ／ 塩分 1.1g ／ 糖質 9.6g

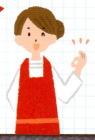

やせるレシピのヒミツ

焼き肉が食べたいときは、脂身の少ない牛もも肉を。下味をもみ込んで、たっぷりの野菜にのせて蒸し焼きにすれば、調理油なしでも焦げつかず、野菜にも肉汁とたれがしみておいしくなります。

材料（4人分）

牛もも薄切り肉	300g
キャベツ	4枚（約¼個）
玉ねぎ	½個
にんじん	½本
A　にんにくのすりおろし	1片分
しょうゆ	大さじ1
コチュジャン	大さじ1
砂糖	小さじ1
酒	大さじ2

作り方

1 肉に下味をつける
牛肉はひと口大に切る。ポリ袋に**A**を入れて混ぜ、牛肉を加えてもみ込む。冷蔵室に15分ほどおく。

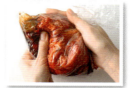

ここが大事
肉に下味をよくもみ込むと、くさみも取れ、やわらかくなる。

2 野菜を切る
キャベツはひと口大に切る。玉ねぎは薄切りに、にんじんは短冊切りにする。

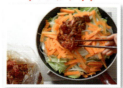

ここが大事
水分の出やすい野菜から入れて。肉が焦げつかず、油を使わずにすむ。

3 蒸し焼きにする
フライパンにキャベツ、玉ねぎ、にんじんの順に重ね、**1**をのせる。水大さじ4（分量外）、酒を回し入れてふたをし、中火で10分ほど蒸し焼きにする。ふたを取り、汁けがなくなるまで炒め合わせる。

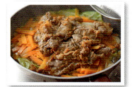

ここが大事
肉のうまみやたれが野菜にじんわり。ふたを取って水分をとばすように炒めて。

❄ 冷凍保存はこうして！ ❄

使いやすい量を冷凍用保存袋に入れ、空気を抜いて密閉し、冷凍を（→P.16）。

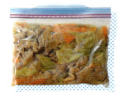

❄ おすすめの解凍＆温め ❄

解凍は電子レンジで。そのままレンジで温める場合は、耐熱容器に移して加熱を。

ちょい足しアレンジ

なすの韓国風炒めに

フライパンにサラダ油大さじ1を熱し、乱切りにしたなす4本分をサッと炒め、下味をつけた牛肉（手順**1**）全量を加えて炒めるだけで韓国風味に。好みで白いりごまをふって。

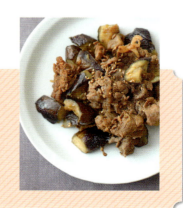

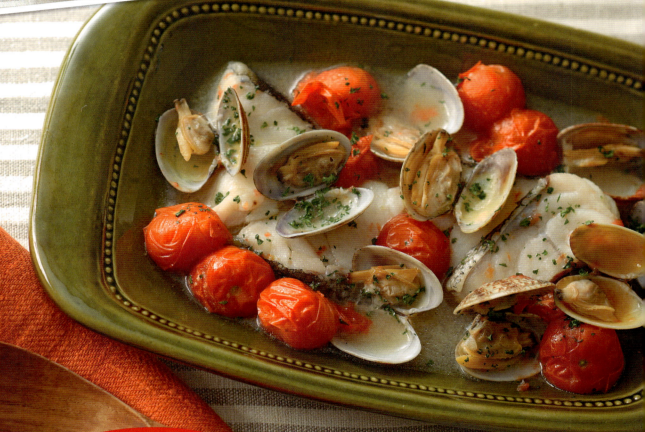

スープも絶品！ 低脂肪の白身魚でごちそうやせるおかずに！

たらのアクアパッツァ

| 冷蔵3〜4日 | 冷凍3週間 | レンジ解凍 | 20分 |

やせるレシピのヒミツ

低脂質、高たんぱく質のたらは、やせるおかずに活躍させたい魚の代表。うまみが濃いあさりやトマトと煮れば、手軽にスープごとおいしく食べられます。たらを鮭やめかじきに替えてもOK。

1人分
135 kcal
塩分 1.0g
糖質 4.7g

材料(4人分)

生たら	4切れ
あさり	200g
ミニトマト	20個
にんにく	1片
白ワイン	1/4カップ
パセリのみじん切り	1/2枝分
塩・こしょう	各適量
オリーブ油	小さじ2

ここが大事

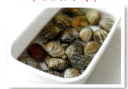

塩水(水1カップに塩小さじ1強の割合で約3％)をあさりと同じ高さまで入れると、よく砂を吐く。

ここが大事

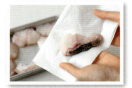

塩をふって出た水けをペーパータオルで拭いて。くさみが抜け、身も締まる。

ここが大事

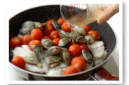

白ワインで蒸すと本格風味に。あさりや野菜のうまみをたらが吸ってふっくら。

作り方

1 具材を準備する

あさりは塩水につけて砂抜きし、流水で洗う。たらは半分に切って塩小さじ1/6をふり、10分ほどおいて水けを拭く。ミニトマトはへたを取り、にんにくは包丁の背でつぶす。

2 たらを焼く

フライパンに、にんにく、オリーブ油を入れて弱火にかけ、香りが出てきたらにんにくを取り出す。中火にしてたらを入れ、両面焼く。

3 蒸して調味する

あさり、ミニトマト、白ワインを加えてふたをする。あさりの口が開いたらパセリを加え、好みで塩、こしょう各適量で味をととのえる。

❄ 冷凍保存はこうして！ ❄

使いやすい量を小分けにして、スープごと冷凍用保存袋に入れる。空気を抜いて密閉を(→P.16)。

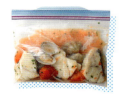

❄ おすすめの解凍＆温め ❄

解凍は電子レンジで。そのままレンジで加熱する場合は耐熱容器に移し、ラップをかけて様子を見ながら温めて。

ちょい足しアレンジ

魚介の和風パスタに

たらは取り出し、皮と骨を除いて粗くほぐして。フライパンにほぐしたたらを含めたアクアパッツァ1人分をスープごと入れて煮立て、ゆでたパスタを加えて、しょうゆ適量で調味を。

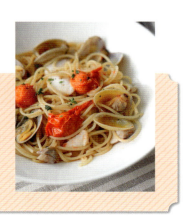

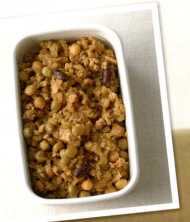

鶏ひき肉＋豆で、たんぱく質もしっかりとれます

豆のドライカレー

| 冷蔵 4〜5日 | 冷凍 3週間 | レンジ解凍 | 15分 |

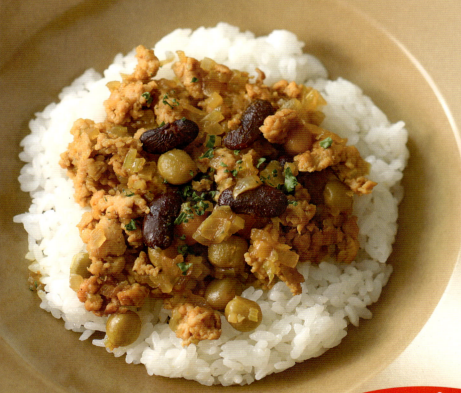

1人分 175 kcal ／ 塩分 1.2g ／ 糖質 8.4g

やせるレシピのヒミツ

低カロリーの鶏ひき肉に、たっぷりの香味野菜、かみごたえのある豆で食べごたえを。脂質や糖質が多いカレールウを使わないことも大事なやせるポイント。ご飯は量を控えても平らに盛れば、少なく見えませんよ。

材料（4人分）

鶏ひき肉	200g
ミックスビーンズ（水煮）	100g
セロリ	1本
玉ねぎ	½個
にんにくのみじん切り	1片分
A ┌ 水	1カップ
┃ 固形コンソメ	1個
┃ カレー粉	大さじ1
┃ しょうゆ	小さじ2
└ 塩	小さじ⅛
サラダ油	小さじ2

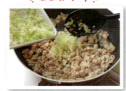

ここが大事
カレールウを使わず、みじん切りの香味野菜で風味をアップ。ボリュームも出る。

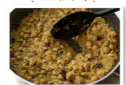

ここが大事
混ぜながら煮つめて水分をとばし、うまみを凝縮。保存してもおいしい。

作り方

1 野菜を切る
セロリは筋を取り、玉ねぎとともにみじん切りにする。

2 具材を炒める
フライパンにサラダ油、にんにくを入れて弱火にかけ、香りが出てきたら中火にし、ひき肉を炒める。肉の色が変わったら、1を加えてさらに炒める。

3 煮込む
野菜に火が通ったら、ミックスビーンズ、Aを加え、水分がなくなるまで煮る。

4 仕上げる
食べるときにご飯少なめ適量（分量外）にのせ、みじん切りにしたパセリ適量（分量外）をちらす。

❄ 冷凍保存はこうして！ ❄

使いやすい量を冷凍用保存袋に入れ、空気を抜いて密閉を（→P.16）。なるべく平らにすき間なく広げると、霜がつきにくく風味もキープできる。

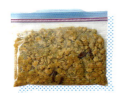

❄ おすすめの解凍＆温め ❄

解凍は電子レンジで。そのままレンジで温める場合は、耐熱容器に移して加熱を。

ちょい足しアレンジ

生野菜でタコライス風に

器にご飯を盛り、せん切りにしたレタス、ドライカレー、1cm角に切ったトマト、ピザ用チーズを順にのせて。脂質が気になるチーズは、1人分5gを目安に控えめにして。

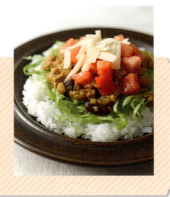

37

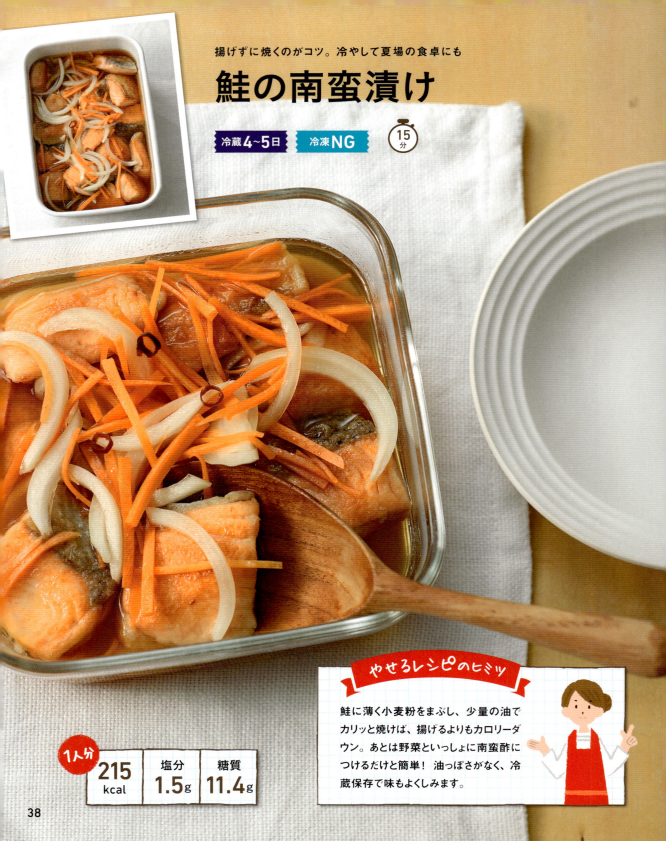

揚げずに焼くのがコツ。冷やして夏場の食卓にも

鮭の南蛮漬け

冷蔵 **4〜5**日 ／ 冷凍 **NG** ／ 15分

やせるレシピのヒミツ

鮭に薄く小麦粉をまぶし、少量の油でカリッと焼けば、揚げるよりもカロリーダウン。あとは野菜といっしょに南蛮酢につけるだけと簡単！油っぽさがなく、冷蔵保存で味もよくしみます。

1人分 **215** kcal ／ 塩分 **1.5**g ／ 糖質 **11.4**g

材料（4人分）

生鮭	4切れ
塩	小さじ⅛
玉ねぎ	½個
にんじん	大½本
A ┌ 水	1カップ
│ 酢	1カップ
│ 薄口しょうゆ	大さじ1と½
│ 砂糖	大さじ1
└ 赤唐辛子の輪切り	1本分
小麦粉	大さじ1
サラダ油	小さじ2

❄ 冷蔵保存はこうして！ ❄

野菜は生のシャキシャキ感を味わいたいので、冷凍はNG。おいしさを保つには、漬け汁ごと密閉保存容器に入れて冷蔵保存がおすすめ。

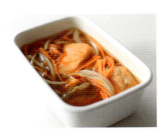

作り方

ここが大事

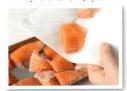

塩をふって出てきた水けはペーパータオルで拭き取って。くさみが抜け、身も締まる。

1 具材を準備する
鮭はひと口大に切り、塩をふって10分ほどおき、水けを拭く。玉ねぎは薄切りに、にんじんはせん切りにする。

2 漬け汁を用意する
鍋に**A**を入れて火にかけ、煮立ったら火を止める。

ここが大事

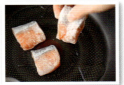

小麦粉を薄くまぶして焼くと、表面がカリッとして、身もくずれにくい。

3 鮭を焼いて漬ける
フライパンにサラダ油を中火で熱し、小麦粉をまぶした鮭を並べて焼く。両面に焼き色がついたら保存容器に入れて野菜を加え、**2**を注ぎ入れる。粗熱が取れたら、3時間ほど冷蔵室で漬ける。

ここが大事

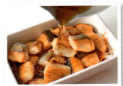

鮭が熱いうちに南蛮酢を注ぐと味がよくしみ込む。漬け汁ごと冷蔵保存を。

ちょい足しアレンジ
漬け汁でしょうが酢みそ

南蛮漬けの漬け汁大さじ2に、しょうがのすりおろし⅕かけ分、みそ大さじ2を混ぜ合わせるだけ。ピリッとさわやかでスティック野菜につけたり、豆腐や焼いた肉にかけるとおいしい。

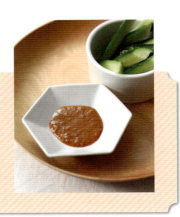

column ①

\ 知っておきたい！ /
ダイエットに役立つミニアドバイス

健康的にやせるには、気長に継続することが大切。
小さなことの積み重ねが、「やせる」につながります！

夕食のご飯は少なめに

ご飯は糖質を多く含むため、食べすぎると体重が減りにくくなります。減らすのにいちばんいいのは夜。あとは寝るだけなので、エネルギーを多くとらなくても大丈夫だからです。

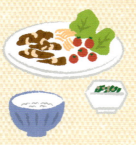

麺類は野菜でボリュームアップ

うどんやパスタなどの麺類は糖質が多め。量を少なくし、その代わりに野菜をたっぷり入れれば、栄養のバランスもよく満足感もアップ。自分で作れば油の量もセーブできます！

野菜たっぷり

ごはんを食べたら歯をみがこう！

食事後早めに歯をみがくと、その後何かを食べて歯みがきするのは面倒という気持ちが働き、だらだら食べを防ぐことができます。早めの歯みがきを習慣づけて。

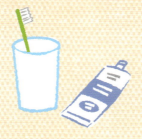

お酒は種類を選んで適量ならOK

おつまみの食べすぎにもつながるので、お酒は適量が大切。最近増えているカロリーや糖質が低いお酒がおすすめです。糖質オフの場合は、焼酎やウイスキー、ワインなら辛口など、糖質が低いものを選んで。

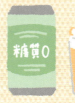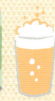

サプリより野菜をとって

ビタミンやミネラルをサプリメントで補うのは間違いではありません。が、ファイトケミカルや酵素など代謝を高める成分が多く含まれる、野菜やきのこ、海藻などでとるほうがおすすめ。

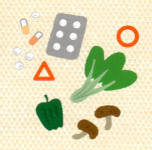

食品のラベルを見てみよう

おにぎりや菓子パン、お菓子、調味料など、市販の食品にはパッケージの裏にカロリーなど栄養量が表示されているものが多く、摂取量の目安のためにもチェックしてみて。

チェック！

栄養成分表示：1個当たり
エネルギー……109kcal
たんぱく質……3.5g
脂　　　質……3.8g
炭水化物……15.5g
食塩相当量……0.41g

Part 2

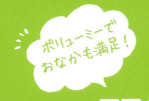

たっぷりとりたい
野菜ときのこの
やせるおかず

低カロリー、低糖質なきのこのおかずがずらり！
さらに、糖質高めのいも類を除く、16種類の野菜の
おかずをそろえました。ダイエットにフル活用を。

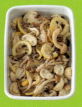 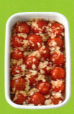 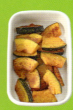

きのこ

1品の使いきり分量
各1〜2パック

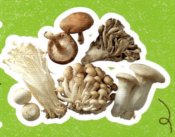

100gあたり
ぶなしめじ 18kcal・糖質1.3g ／ まいたけ 15kcal・糖質0.3g ／
エリンギ 19kcal・糖質3.0g ／ マッシュルーム 11kcal・糖質0.1g ／
しいたけ 19kcal・糖質0.6g ／ えのきだけ 22kcal・糖質1.0g

やせるレシピのヒミツ

低カロリー、低糖質で不溶性・水溶性の食物繊維を含み、おなかスッキリ、コレステロール抑制などダイエットに大活躍。肌にいいビタミンB₂も豊富です。

作りおきテク

☑ **食感を楽しむ**
きのこは冷凍しても食感が変わりにくいことも強み。少なめの油で手早く炒めるなど、かさを減らしつつ、シコシコとした食感を残して、おいしく味わって。

☑ **きのこから出る水分にもうまみが**
きのこは意外と水分が豊富。加熱で出る水分にもうまみが溶けているので、汁けが少なくなるまで炒め煮にすると、冷蔵でも保存しやすくうまみも凝縮。蒸し煮やマリネは汁ごと保存を。

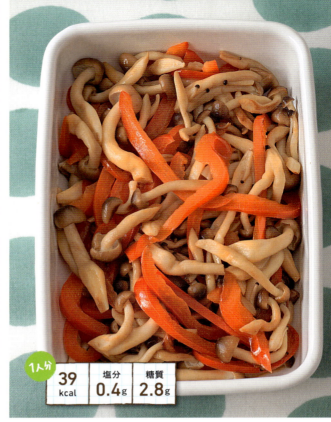

1人分		
39 kcal	塩分 0.4g	糖質 2.8g

冷蔵3〜4日 ／ 冷凍3週間 ／ レンジ解凍 10分

バターとしめじで香りもごちそう！

しめじとパプリカのバターコンソメ

材料（4人分）

しめじ	2パック(200g)
赤パプリカ	1個
バター	10g
顆粒コンソメ	小さじ1
塩・こしょう	各適量

1 しめじは根元を落とし、小房に分ける。パプリカは細切りにする。

2 フライパンにバターを中火で溶かし、1を炒める。しんなりしたら顆粒コンソメをふって全体にからめ、好みで塩、こしょうで味をととのえる。

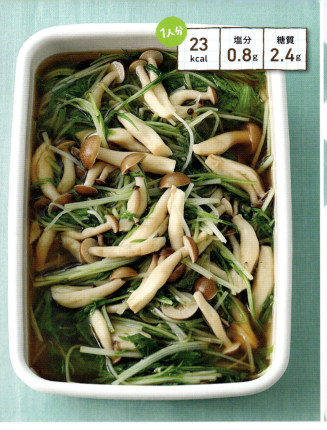

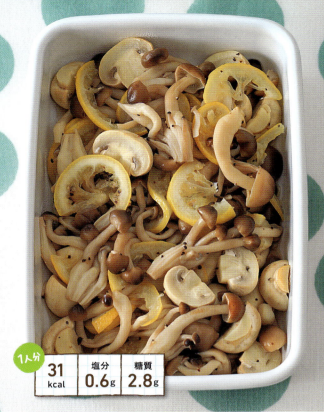

1人分		
23 kcal	塩分 0.8g	糖質 2.4g

1人分		
31 kcal	塩分 0.6g	糖質 2.8g

`冷蔵3〜4日` `冷凍3週間` `レンジ解凍` 15分

冷やしてもさっぱりおいしい

しめじと水菜の煮びたし

材料（4人分）
- しめじ……………………1パック（100g）
- 水菜………………………1束（200g）
- A┌ だし汁……………………1カップ
  │ 薄口しょうゆ………………大さじ1
  └ みりん……………………小さじ1

1 しめじは根元を落とし、小房に分ける。水菜は4cm長さに切る。

2 鍋にAを入れて中火にかけ、煮立ったらしめじを加えて煮る。しんなりしたら水菜を加え、サッと煮て火を止める。そのまま粗熱を取る。

`冷蔵3〜4日` `冷凍3週間` `レンジ解凍` 15分

レモン1個使いきり！ 後味もさわやか

きのことレモンのワイン蒸し

材料（4人分）
- しめじ…………2パック（200g）
- マッシュルーム………10個
- レモン……………………1個
- 白ワイン………………大さじ2
- A┌ 薄口しょうゆ………小さじ1
  │ 塩……………………小さじ¼
  └ 粗びき黒こしょう………少々

1 しめじは根元を落とし、大きめの小房に分ける。マッシュルームは根元を落とし、半分に切る。レモンは薄い半月切りにする。

2 フライパンに**1**、白ワインを入れ、ふたをして中火にかけ、5分ほど蒸す。Aを加えて混ぜ、汁けがなくなるまで炒める。

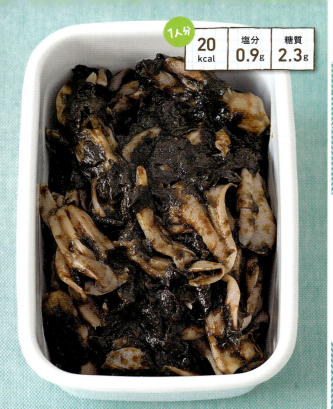

1人分 20 kcal 塩分 0.9g 糖質 2.3g

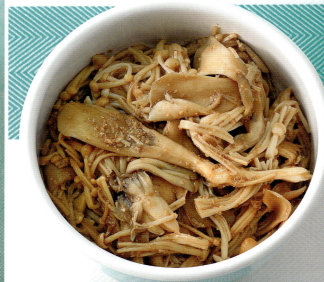

1人分 41 kcal 塩分 0.4g 糖質 2.2g

冷蔵3～4日　冷凍3週間　レンジ解凍　15分

とろ～りのりがからんで風味抜群

まいたけとのりの つくだ煮風

材料（4人分）

まいたけ ……………………………… 2パック (200g)
焼きのり ……………………………… 大判3枚
A ┌ 水 ………………………………… 1カップ
　└ めんつゆ (3倍濃縮) ……………… 大さじ2

1 まいたけは小房に分ける。焼きのりは小さくちぎる。
2 鍋にAを入れて中火にかけ、煮立ったら焼きのりを加える。弱火にしてふたをし、のりがとろりと溶けるまで煮る。
3 まいたけを加えて中火にし、しんなりするまで煮る。

冷蔵3～4日　冷凍3週間　レンジ解凍　15分

たっぷりきのこを香ばしいごまの風味で

まいたけとえのきの ごま風味サラダ

材料（4人分）

まいたけ ……………………………… 1パック (100g)
えのきだけ …………………………… 1パック (150g)
A ┌ 酢 ………………………………… 大さじ1
　├ しょうゆ ………………………… 小さじ2
　└ 白すりごま ……………………… 小さじ2
ごま油 ………………………………… 小さじ2

1 まいたけは小房に分ける。えのきだけは根元を落とし、長さ半分に切る。
2 フライパンにごま油を中火で熱し、1をしんなりするまで炒める。
3 耐熱ボウルにAを入れて混ぜ、炒めた2を熱いうちに加えてからめる。ときどき返しながら、15分ほどおく。

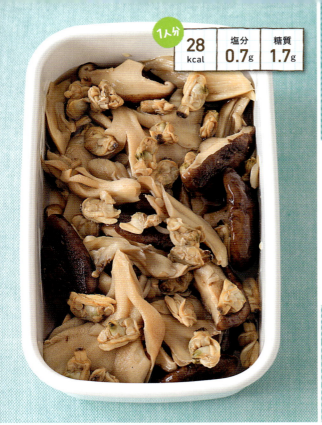

| 1人分 | 28 kcal | 塩分 0.7g | 糖質 1.7g |

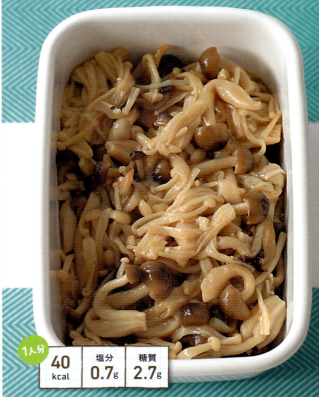

| 1人分 | 40 kcal | 塩分 0.7g | 糖質 2.7g |

冷蔵3〜4日　冷凍3週間　レンジ解凍　15分

サッと煮るだけでうまみ濃厚！

まいたけとしいたけのあさり煮

材料（4人分）
まいたけ	1パック(100g)
しいたけ	8枚
あさり水煮缶	1缶(130g)
A［水	½カップ
酒	小さじ2
しょうゆ］	小さじ1

1 まいたけは大きめの小房に分ける。しいたけは軸を取り、半分に切る。

2 あさりは身と缶汁に分ける。

3 鍋に**A**、あさりの缶汁を入れて中火にかける。煮立ったら**1**を加え、しんなりしたら、あさりの身を加えて2〜3分煮る。

冷蔵3〜4日　冷凍3週間　レンジ解凍　15分

しょうがのきいたさっぱり味

きのこのしょうがポン酢煮

材料（4人分）
しめじ	1パック(100g)
えのきだけ	1パック(150g)
A［しょうがのすりおろし	1かけ分
ポン酢しょうゆ］	大さじ3
ごま油	小さじ2

1 しめじは根元を落とし、小房に分ける。えのきだけは根元を落とし、長さ半分に切る。

2 フライパンにごま油を中火で熱し、**1**を炒める。しんなりしてきたら、**A**を加えて混ぜ、汁けが少なくなるまで炒め煮にする。

45

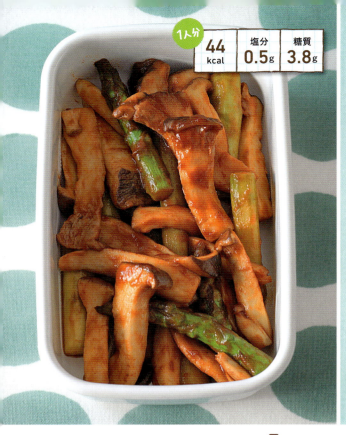

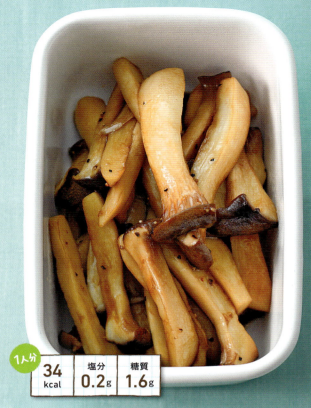

1人分 44 kcal	塩分 0.5g	糖質 3.8g

1人分 34 kcal	塩分 0.2g	糖質 1.6g

冷蔵3〜4日　冷凍3週間　レンジ解凍　15分

縦に裂くとソースもよくからみます

エリンギとアスパラの ケチャップ炒め

材料（4人分）
エリンギ……………………………… 2パック（200g）
アスパラガス…………………………………… 4本
A ┌ 水 …………………………………………… 大さじ2
　│ トマトケチャップ ………………………… 大さじ2
　└ しょうゆ ………………………………… 小さじ1
サラダ油 ……………………………………… 小さじ2

 エリンギは縦4〜6等分に裂く。アスパラガスは根元を切り落とし、下側の薄皮をピーラーでむき、3等分に切る。

2 フライパンにサラダ油を中火で熱し、1を炒める。しんなりしたら、Aを加えて混ぜ、汁けが少なくなるまで炒め煮にする。

冷蔵3〜4日　冷凍3週間　レンジ解凍　10分

香ばしくシコシコ食感もおいしい

エリンギの ペッパー炒め

材料（4人分）
エリンギ……………………………… 2パック（200g）
A ┌ 酒 ………………………………………… 小さじ2
　│ しょうゆ ………………………………… 小さじ1
　└ 粗びき黒こしょう ………………………… 少々
オリーブ油 ………………………………… 小さじ2

1 エリンギは縦4〜6等分に裂く。

 フライパンにオリーブ油を中火で熱し、1を炒める。しんなりしたらAを加えて混ぜ、汁けが少なくなるまで炒める。

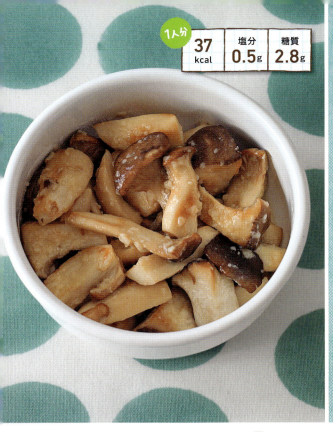

1人分 37kcal 塩分0.5g 糖質2.8g

冷蔵3～4日 冷凍3週間 レンジ解凍 10分

シンプルなのに味わい深い
エリンギの塩麹味

材料(4人分)
エリンギ……………………………2パック(200g)
塩麹………………………………………大さじ1
ごま油……………………………………小さじ2

1　エリンギは長さ半分に切り、縦2～4等分に切る。
2　フライパンにごま油を中火で熱し、1を炒める。しんなりしたら、塩麹を加えてサッと炒める。

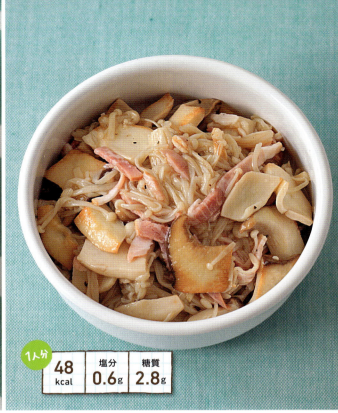

1人分 48kcal 塩分0.6g 糖質2.8g

冷蔵3～4日 冷凍3週間 レンジ解凍 15分

酢をきかせて作りおき向きに
きのこソテーのハムサラダ

材料(4人分)
エリンギ…………1パック(100g)
えのきだけ………1パック(150g)
ハム……………………………2枚
A ┌ 酢……………………大さじ2
　├ 薄口しょうゆ………小さじ1
　├ 塩…………………小さじ⅙
　└ 粗びき黒こしょう……少々
オリーブ油………………小さじ2

1　エリンギは長さ3等分に切り、縦薄切りにする。えのきだけは根元を落とし、長さ半分に切る。ハムは細切りにする。
2　フライパンにオリーブ油を中火で熱し、エリンギ、えのきだけをしんなりするまで炒める。
3　耐熱ボウルにAを入れて混ぜ、炒めた2を熱いうちに加えてからめる。ハムを加えてあえる。

47

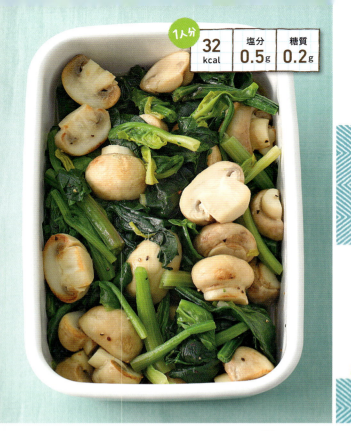

1人分 32kcal 塩分0.5g 糖質0.2g

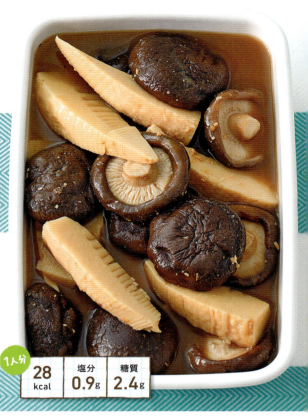

1人分 28kcal 塩分0.9g 糖質2.4g

冷蔵3〜4日 ｜ 冷凍3週間 ｜ レンジ解凍 ｜ 15分

肉料理のつけ合わせなどにも活躍

マッシュルームとほうれん草のバターソテー

材料（4人分）
マッシュルーム	20個
ほうれん草	1束 (200g)
バター	10g
塩	小さじ1/3
粗びき黒こしょう	少々

1 マッシュルームは根元を落とし、半分に切る。ほうれん草は5cm長さに切る。

2 フライパンに<u>バターを中火で溶かし、1を炒める</u>。しんなりしたら、塩、粗びき黒こしょうで味をととのえる。

冷蔵3〜4日 ｜ 冷凍NG ｜ 20分

低カロリーで食物繊維が豊富

しいたけとたけのこのみそ煮

材料（4人分）
しいたけ	12枚
水煮たけのこ	1本 (200g)
だし汁	1と1/2カップ
A みそ	大さじ1
A しょうゆ	小さじ1

1 しいたけは軸を取り、たけのこの穂先はくし形切り、根元は1cm厚さのいちょう切りにする。

2 鍋にだし汁を入れて中火にかけ、煮立ったら1を加える。しいたけがしんなりしたらAを加えて混ぜ、<u>弱火にしてふたをし、10分ほど煮る</u>。

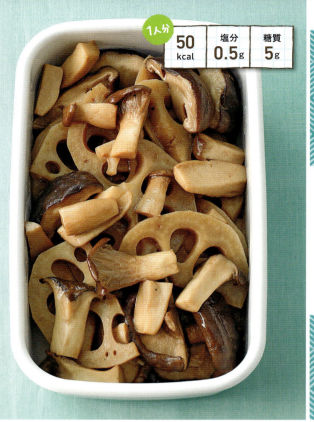

1人分 50kcal 塩分0.5g 糖質5g

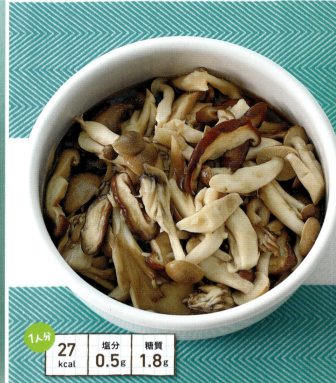

1人分 27kcal 塩分0.5g 糖質1.8g

冷蔵3〜4日　冷凍3週間　レンジ解凍　20分

食物繊維たっぷりで食感もいい

きのことれんこんの炒め煮

材料（4人分）
エリンギ･･････････1パック（100g）
しいたけ･･････････････････8枚
れんこん･･････････････････100g
A ┌ だし汁･････････････¼カップ
　│ しょうゆ･･････････････小さじ2
　└ みりん･･････････････小さじ½
サラダ油･････････････････小さじ2

1 エリンギは長さを半分に切り、縦4等分に切る。しいたけは軸を取り、半分に切る。れんこんは半月切りにする。

2 フライパンにサラダ油を中火で熱し、れんこんを炒める。透き通ってきたらエリンギ、しいたけを加えてサッと炒める。

3 Aを加え、汁けが少なくなるまで混ぜながら煮る。

冷蔵3〜4日　冷凍3週間　レンジ解凍　15分

うまみの濃い蒸し汁ごとマリネに

きのこのガーリックマリネ

材料（4人分）
しめじ･･････････････1パック（100g）
まいたけ････････････1パック（100g）
しいたけ･･･････････････････4枚
A ┌ にんにくのみじん切り
　│　･･･････････････････½片分
　│ 酢･･････････････････大さじ2
　│ 薄口しょうゆ･･････････小さじ2
　└ オリーブ油･････････････小さじ1

1 しめじは根元を落とし、まいたけとともに小房に分ける。しいたけは軸を取り、薄切りにする。

2 耐熱ボウルに1を入れ、ラップをかけて電子レンジ（600W）で2分30秒〜3分加熱する。

3 熱いうちにAを加えて混ぜ、ときどき返しながら15分ほどおく。

にんじん

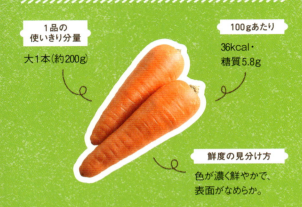

- 1品の使いきり分量　大1本（約200g）
- 100gあたり　36kcal・糖質5.8g
- 鮮度の見分け方　色が濃く鮮やかで、表面がなめらか。

やせるレシピのヒミツ

糖質はやや高めですが、食物繊維が多く、免疫機能を正常に保つβ-カロテンも豊富。油分を少し加えると満足感が出て、β-カロテンの吸収率もアップ。

作りおきテク

☑ **細く、小さめに切るのが冷凍向き**
にんじんは大きく切ると、冷凍したときに食感がスカスカになりがち。せん切りや小さめの乱切り、薄切りなどにすれば、気にならず食べられる。

☑ **油分を少量加えて**
ごま油やオリーブ油などの油分を少量加えるだけで、風味が出て満足感もアップ。乾燥が防げて、おいしさもキープできる。

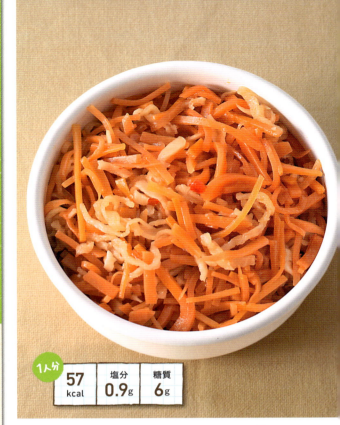

1人分　57kcal　塩分0.9g　糖質6g

冷蔵3～4日　冷凍3週間　レンジ解凍　15分

低カロリーな切干大根でうまみもアップ

にんじんと切干大根のピリ辛ナムル

材料（4人分）
にんじん	大1本
切干大根	20g
A しょうゆ	小さじ2
酢	小さじ1
豆板醤	小さじ½
塩	小さじ⅙
ごま油	小さじ2

1 切干大根は流水でもみ洗いし、水でもどして水けをしっかり絞り、食べやすい長さに切る。
2 <u>にんじんはせん切りにして熱湯でゆで、水けをきる。</u>
3 <u>ボウルにAを入れて混ぜ、1、2を加えてあえる。</u>

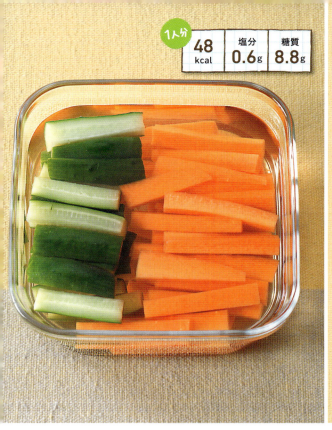

1人分 48kcal 塩分0.6g 糖質8.8g

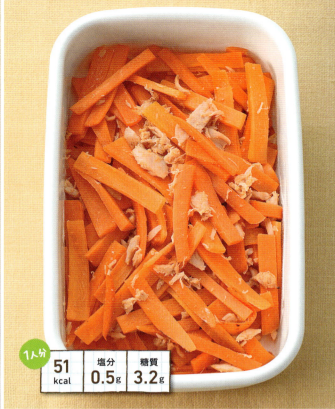

1人分 51kcal 塩分0.5g 糖質3.2g

| 冷蔵4〜5日 | 冷凍NG | 15分 |

簡単で常備菜にぴったり

にんじんときゅうりの甘酢漬け

材料（4人分）

にんじん……………… 大1本
きゅうり……………… 1本
A［ 水……………… ¾カップ
　　酢……………… ¾カップ
　　砂糖…………… 大さじ1
　　薄口しょうゆ…… 小さじ1
　　塩……………… 小さじ¼ ］

1 鍋にAを入れて混ぜ、中火にかける。煮立ったら火を止め、粗熱を取る。
2 にんじんは5〜6cm長さの拍子木切りにする。きゅうりは長さ4等分に切り、縦4つ割りにする。
3 保存容器に2を入れ、1を注ぎ入れる。冷蔵室で4時間ほど漬ける。

| 冷蔵3〜4日 | 冷凍3週間 | レンジ解凍 | 15分 |

ツナのうまみたっぷりで食べごたえ◎

にんじんしりしり

材料（4人分）

にんじん……………… 大1本
ツナ缶（水煮）………… 1缶（70g）
塩……………………… 小さじ¼
サラダ油……………… 小さじ2

1 にんじんは短冊切りにする。
2 フライパンにサラダ油を中火で熱し、1を炒める。しんなりしたら、缶汁をきったツナ、塩を加えてさらに炒める。

51

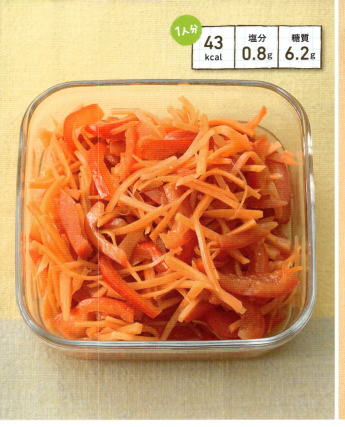

1人分 43kcal 塩分0.8g 糖質6.2g

冷蔵3日 | 冷凍NG | 15分

パプリカを加えて食感に変化をつけて

にんじんとパプリカのレモンマリネ

材料（4人分）
にんじん……………大1本
赤パプリカ…………1個
塩……………………小さじ1/4
A ┌ レモン汁…………大さじ3
　│ 薄口しょうゆ……小さじ2
　│ 粗びき黒こしょう……少々
　└ オリーブ油………小さじ1

1 にんじんはせん切りに、パプリカは横半分に切って細切りにする。
2 ポリ袋ににんじん、塩を入れてもみ込み、しばらくおく。しんなりしたら水けをよく絞る。
3 ボウルにAを入れて混ぜ、パプリカ、2を加えてあえる。ときどき返しながら、20分ほどおく。

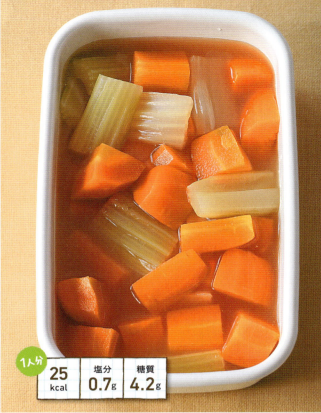

1人分 25kcal 塩分0.7g 糖質4.2g

冷蔵3～4日 | 冷凍NG | 20分

うまみの溶けたスープもおいしい

にんじんとセロリのスープ煮

材料（4人分）
にんじん……………大1本
セロリ………………1本
A ┌ 水……………………1と1/2カップ
　└ 顆粒コンソメ………小さじ2

1 にんじんは小さめのひと口大に切る。セロリは筋を取り、ひと口大に切る。
2 鍋にAを入れて中火にかけ、煮立ったら1を加える。再び煮立ったら弱めの中火にしてふたをし、やわらかくなるまで15分ほど煮る。

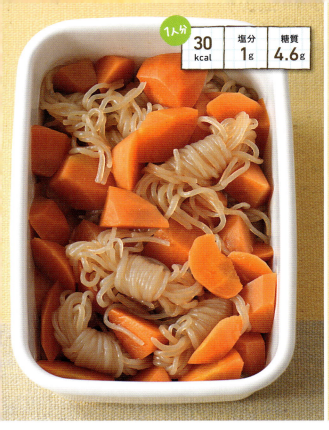

1人分 30 kcal | 塩分 1g | 糖質 4.6g

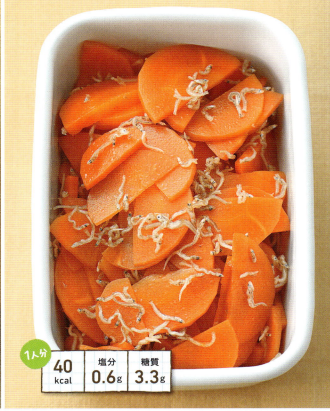

1人分 40 kcal | 塩分 0.6g | 糖質 3.3g

冷蔵3〜4日　冷凍NG　20分

低カロリー食材で食べごたえアップ

にんじんと小結びしらたきの煮もの

材料（4人分）

にんじん……………大1本
小結びしらたき………20個
だし汁………………1カップ
A［しょうゆ……小さじ4
　みりん………小さじ1］

1 にんじんは小さめの乱切りにする。しらたきは熱湯でゆでる。

2 鍋にだし汁、にんじんを入れて中火にかける。煮立ったら弱めの中火にしてふたをし、やわらかくなるまで7分ほど煮る。

3 A、しらたきを加えて混ぜ、ときどき混ぜながら5分ほど煮る。

冷蔵3〜4日　冷凍3週間　レンジ解凍　15分

炒めものより少ない油でOK

にんじんのじゃこあえ

材料（4人分）

にんじん……………大1本
ちりめんじゃこ………20g
A［しょうゆ……小さじ1
　ごま油………小さじ1］

1 にんじんは薄い半月切りにして熱湯でゆで、水けをきる。

2 フライパンにちりめんじゃこを入れ、カリカリになるまでからいりする。

3 ボウルにAを入れて混ぜ、1、2を加えてあえる。

キャベツ

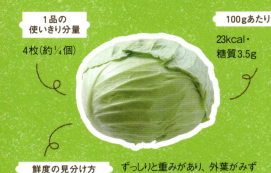

- 1品の使いきり分量　4枚（約¼個）
- 100gあたり　23kcal・糖質3.5g

鮮度の見分け方　ずっしりと重みがあり、外葉がみずみずしく緑が濃いものを選んで。

やせるレシピのヒミツ

生はもちろん、ゆでたり、蒸したり、いろいろな調理法で食べられるオールマイティーな野菜。シャキシャキとした食感を残すと、満足感もアップします。

作りおきテク

☑ **塩もみして水分を出す**
作りおきの場合、水分が多いと傷みを早めるもと。塩もみすると余分な水けを除ける。

☑ **「ゆで」「蒸し」でカロリーダウン**
ほとんどが油を使わない調理法でカロリーダウン。たっぷり食べても大丈夫。

☑ **あえものはポリ袋で**
少ない調味料でも、全体に味をなじませることができて便利！

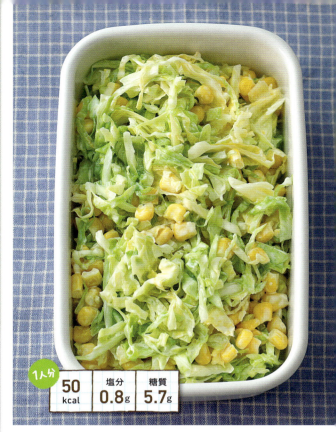

1人分　50kcal　塩分0.8g　糖質5.7g

冷蔵3日　冷凍NG　15分

低カロリーマヨネーズであえます

シンプル・コールスロー

材料（4人分）

キャベツ	4枚（約¼個）
塩	小さじ⅓
ホールコーン	100g
A　マヨネーズ（低カロリータイプ）	大さじ2
酢	小さじ2

1 キャベツはせん切りにしてポリ袋に入れ、塩を加えてもみ込む。しんなりしたら水けをしっかり絞る。

2 ボウルにAを入れて混ぜ、1、コーンを加えて混ぜる。

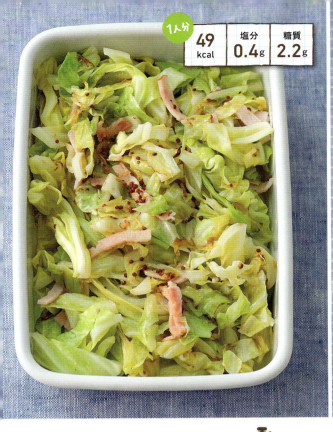

1人分 49kcal 塩分0.4g 糖質2.2g

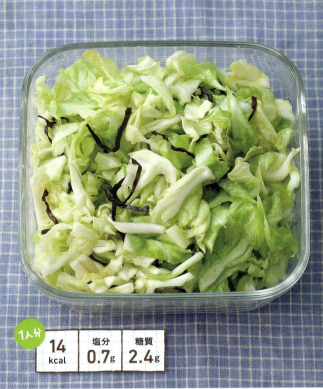

1人分 14kcal 塩分0.7g 糖質2.4g

| 冷蔵3〜4日 | 冷凍3週間 | レンジ解凍 | 10分 |

カロリー低めのハムを使って

キャベツとハムのマスタードソテー

材料（4人分）
キャベツ……………………………… 4枚（約¼個）
ハム…………………………………………………… 2枚
A ┌ 粒マスタード…………………………… 小さじ2
　└ 塩………………………………………… 小さじ⅛
オリーブ油…………………………………… 小さじ2

1 キャベツは短冊切りに、ハムは細切りにする。
2 フライパンにオリーブ油を中火で熱し、キャベツを炒める。しんなりしたら、ハムを加えてサッと炒め、Aを加えて調味する。

| 冷蔵3日 | 冷凍NG | 5分 |

さっぱりした味わい。箸休めに

キャベツの塩昆布あえ

材料（4人分）
キャベツ……………………………… 4枚（約¼個）
塩昆布……………………………… 大さじ2（約10g）
塩………………………………………………… 小さじ⅙

1 キャベツは短冊切りにする。
2 ポリ袋にすべての材料を入れてさっくりと混ぜ、20分ほどおく。

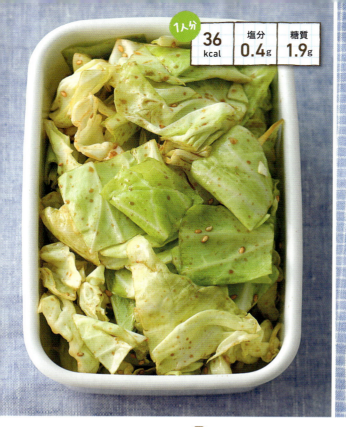

1人分 36 kcal　塩分 0.4g　糖質 1.9g

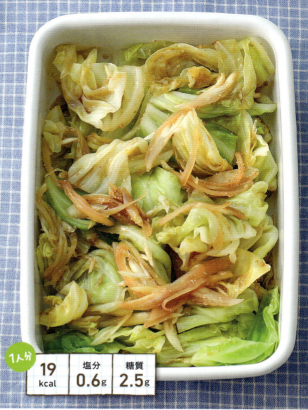

1人分 19 kcal　塩分 0.6g　糖質 2.5g

冷蔵3日　冷凍NG　 5分

少なめのごま油でもコクはしっかり！
ざく切りキャベツの韓国風

材料（4人分）

キャベツ ……………………………… 4枚（約1/4個）
A ┌ ごま油 ……………………………… 小さじ2
　├ 白いりごま・しょうゆ ………………… 各小さじ1
　└ 塩 …………………………………… 小さじ1/6

1 キャベツはひと口大に切る。
2 ポリ袋にAを入れて混ぜ、1を加えてさっくりと混ぜる。10分ほどおく。

冷蔵3〜4日　冷凍3週間　レンジ解凍　 15分

サラダ代わりにたっぷり食べたい！
ゆでキャベツのみょうがあえ

材料（4人分）

キャベツ ……………………………… 4枚（約1/4個）
みょうが ……………………………………… 2個
A ┌ ポン酢しょうゆ ……………………… 大さじ2
　├ しょうゆ …………………………… 小さじ1/2
　└ 白すりごま ………………………… 小さじ1

1 キャベツはひと口大に切り、熱湯でゆでる。みょうがもいっしょにサッとゆで、縦半分に切って斜め薄切りにする。
2 ボウルにAを入れて混ぜ、水けをきった1を加えてあえる。

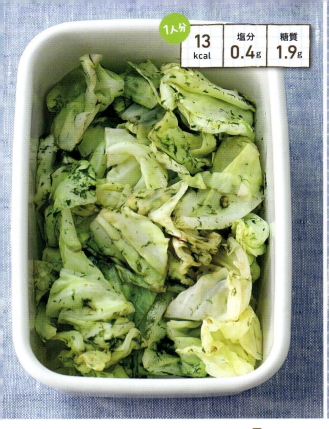

1人分 13 kcal 塩分 0.4g 糖質 1.9g

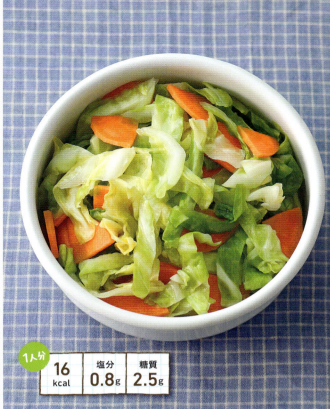

1人分 16 kcal 塩分 0.8g 糖質 2.5g

| 冷蔵3〜4日 | 冷凍3週間 | レンジ解凍 | 10分 |

青のりの風味豊かでやみつきに

レンジ蒸しキャベツの青のりサラダ

材料（4人分）

キャベツ……………………………………4枚（約¼個）
A ┌ 青のり………………………………………小さじ2
　└ 薄口しょうゆ………………………………大さじ½

1 キャベツはひと口大に切る。
2 耐熱ボウルに**1**、水大さじ2（分量外）を入れ、ラップをかけて電子レンジ（600W）で2分30秒ほど加熱する。水けをきり、Aを加えてあえる。

| 冷蔵3〜4日 | 冷凍NG | 10分 |

酢を加えると塩分を減らせます！

キャベツとにんじんの浅漬け

材料（4人分）

キャベツ……………………………………4枚（約¼個）
にんじん………………………………………大⅕本
塩……………………………………………小さじ½
A ┌ 酢……………………………………………小さじ1
　└ 薄口しょうゆ………………………………小さじ½

1 キャベツは短冊切りにし、にんじんはいちょう切りにする。
2 ポリ袋に**1**、塩を入れてもみ込む。空気を抜いて口を閉じ、重しをのせて30分ほどおく。しんなりしたら、水けをしっかり絞り、Aを加えてあえる。

玉ねぎ

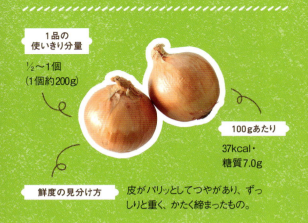

1品の使いきり分量
1/2〜1個
(1個約200g)

100gあたり
37kcal・糖質7.0g

鮮度の見分け方
皮がパリッとしてつやがあり、ずっしりと重く、かたく締まったもの。

やせるレシピのヒミツ

玉ねぎに含まれる辛み成分の硫化アリルは、糖質の代謝をサポートするビタミンB₁の吸収を促進します。生で味わうマリネも、ぜひ取り入れて。

作りおきテク

☑ **食感を残して仕上げる**
繊維がやわらかく、冷凍するとトロトロに溶けがち。煮ものは大きめに切り、炒めものは手早く加熱するなど、食感を残す程度に仕上げるとおいしい。

☑ **マリネは塩もみで水けを出す**
生で味わう場合は、塩をふってもみ、水けをよく絞って日もちをアップ。

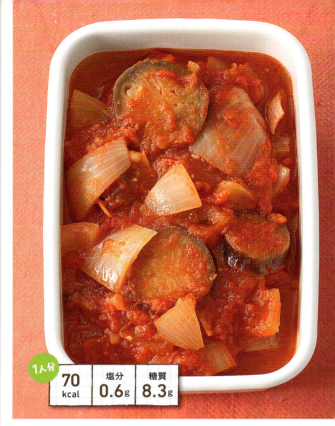

1人分 70kcal 塩分0.6g 糖質8.3g

冷蔵3〜4日 | 冷凍3週間 | レンジ解凍 | 30分

トマト風味でパンにもパスタにも相性よし

シンプル・ラタトゥイユ

材料(4人分)
玉ねぎ	1個
なす	2本
にんにくのみじん切り	1片分
A ┌ カットトマト缶	1缶(400g)
／ 塩	小さじ1/2
└ こしょう	少々
オリーブ油	小さじ2

1 玉ねぎは3cm角に切る。なすはへたを取り、1cm厚さの輪切りにする。

2 鍋にオリーブ油、にんにくを入れて弱火にかけ、香りが出たら中火にし、1を加えて炒める。

3 全体に油がまわったらAを加えて混ぜ、煮立ったらふたをし、弱火にして15〜20分煮る。

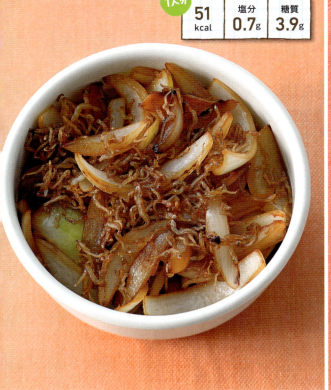

1人分		
51 kcal	塩分 0.7g	糖質 3.9g

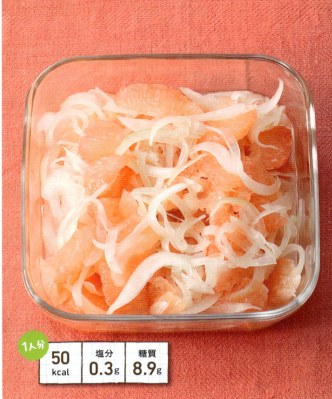

1人分		
50 kcal	塩分 0.3g	糖質 8.9g

冷蔵3〜4日　冷凍3週間　レンジ解凍　 10分

じゃこのうまみが保存でよくしみます

玉ねぎのじゃこ炒め

材料（4人分）

玉ねぎ	1個
ちりめんじゃこ	20g
しょうゆ	大さじ½
サラダ油	小さじ2

1 <u>玉ねぎはくし形切りにする。</u>
2 フライパンにサラダ油を中火で熱し、**1**を炒める。しんなりしたらじゃこを加えてさらに炒め、しょうゆを加えて調味する。

冷蔵2〜3日　冷凍NG　 15分

甘酸っぱい風味で辛みも気になりません

グレープフルーツとオニオンのマリネ

材料（4人分）

玉ねぎ	½個
グレープフルーツ（ルビー）	2個
塩	小さじ¼
A　オリーブ油	小さじ1
砂糖	小さじ½
粗びき黒こしょう	少々

1 <u>玉ねぎは薄切りにして塩をふり、もみ込む。しんなりとしたら水で洗い、水けをしっかり絞る。</u>グレープフルーツは皮をむき、果肉を取り出す。
2 ボウルに**A**、玉ねぎを入れてあえ、さらにグレープフルーツを加えて軽くあえる。

59

ごぼう

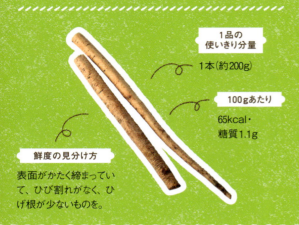

1品の使いきり分量
1本（約200g）

100gあたり
65kcal・糖質1.1g

鮮度の見分け方
表面がかたく締まっていて、ひび割れがなく、ひげ根が少ないものを。

やせるレシピのヒミツ

根菜の中では糖質は低めです。水分が少なく冷凍にも強いので、作りおき向き。食物繊維が豊富で、腸内環境をよくして便秘予防に役立ちます。

作りおきテク

☑ **切り方を変えて食感の違いを楽しんで**
ささがき、せん切り、乱切りなど、切り方を変えることで食感に変化が生まれ、バリエーションが楽しめる。

☑ **煮ものは煮汁につけて保存**
調味料が少なめでも、煮汁とともに保存すれば味がしっかりしみ込むので、おいしく食べられる。

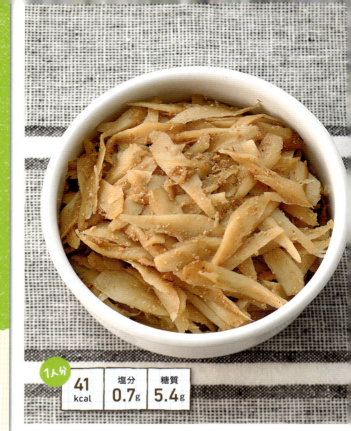

1人分　41kcal　塩分0.7g　糖質5.4g

冷蔵4〜5日　冷凍3週間　レンジ解凍　20分

味が入りやすいささがきで
ごぼうのごまポン漬け

材料（4人分）
ごぼう……1本
A ┌ ポン酢しょうゆ……¼カップ
　└ 白すりごま……大さじ1

1 ごぼうはささがきにして水に10分ほどさらし、水けをきる。

2 1を熱湯で5〜8分ゆでてざるにあげ、耐熱ボウルに移す。熱いうちにAを加えて混ぜる。ときどき返しながら20分以上漬ける。

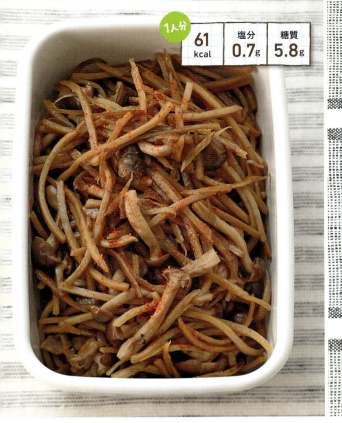

1人分 61 kcal　塩分 0.7g　糖質 5.8g

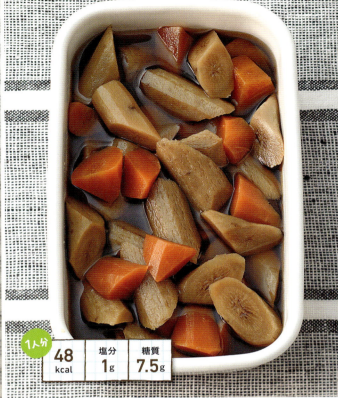

1人分 48 kcal　塩分 1g　糖質 7.5g

冷蔵3〜4日　冷凍3週間　レンジ解凍　 20分

甘さ控えめの味つけです
ごぼうとしめじのきんぴら

材料（4人分）
ごぼう……………………………………1本
しめじ………………………………1パック（100g）
A ┌ しょうゆ……………………………大さじ1
　└ みりん………………………………小さじ1
ごま油……………………………………小さじ2

1 ごぼうはせん切りにして水に10分ほどさらし、水けをきる。しめじは根元を落とし、小房に分ける。

2 フライパンにごま油を中火で熱し、ごぼうを炒める。しんなりしたら、しめじを加えて炒め、Aを加えてからめるように炒める。好みで一味唐辛子少々（分量外）をふる。

冷蔵3〜4日　冷凍3週間　レンジ解凍　 20分

ごろっと存在感を出して満足感アップ
ごぼうとにんじんのうま煮

材料（4人分）
ごぼう……………………………………1本
にんじん………………………………大1/3本
だし汁……………………………1と1/2カップ
A ┌ しょうゆ……………………………小さじ4
　└ みりん………………………………大さじ1

1 ごぼう、にんじんは乱切りにし、ごぼうは水に10分ほどさらして水けをきる。

2 鍋にだし汁、1を入れて中火にかけ、煮立ったらアクを取る。弱めの中火にしてふたをし、やわらかくなるまで煮る。Aを加えて混ぜ、さらに5分ほど煮る。

61

大根

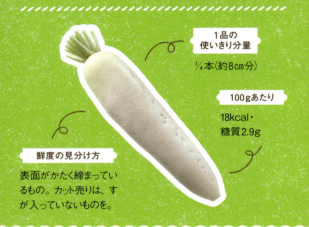

1品の使いきり分量
1/4本（約8cm分）

100gあたり
18kcal・糖質2.9g

鮮度の見分け方
表面がかたく締まっているもの。カット売りは、すが入っていないものを。

やせるレシピのヒミツ

根菜の中ではカロリーが低く、さまざまな味つけや調理ができるので、ダイエットに活用したい野菜です。生のサラダ以外は冷凍もOK。

作りおきテク

☑ **生で食べるものは水分をしっかり出す**
大根は水分が多いので、生で食べるサラダやあえものは、塩もみなどをしてしっかり水分を絞ってから調味して。

☑ **煮ものは煮汁ごと保存**
煮汁につけて保存して、乾燥を防いで。さらに、時間がたつごとに味がしみて、より味わいも増す。

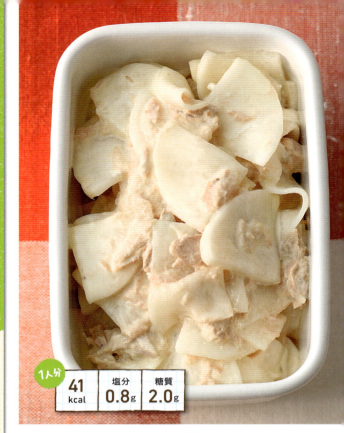

1人分 41kcal 塩分0.8g 糖質2.0g

冷蔵3日　冷凍NG　10分

しんなりパリッの食感を楽しんで
大根のツナマヨサラダ

材料（4人分）

大根	1/4本（約8cm分）
ツナ缶（水煮）	1缶（70g）
塩	小さじ1/6
A マヨネーズ（低カロリータイプ）	大さじ2
薄口しょうゆ	小さじ1

1 大根は薄いいちょう切りにする。
2 ポリ袋に1、塩を入れてもみ込み、しばらくおく。しんなりしたら、水けをしっかり絞る。
3 ボウルにAを入れて混ぜ、2、缶汁をきったツナを加えてあえる。

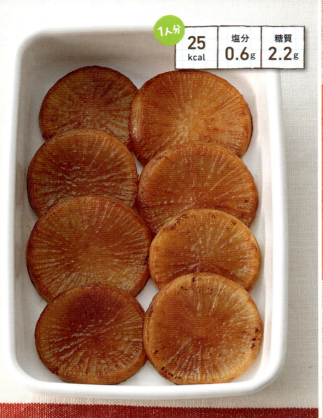

| 1人分 | 25 kcal | 塩分 0.6g | 糖質 2.2g |

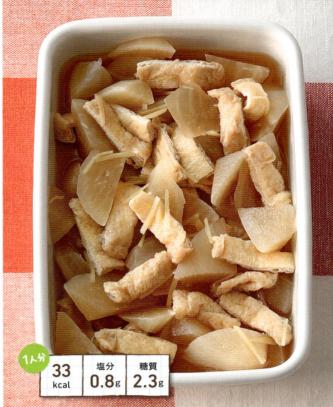

| 1人分 | 33 kcal | 塩分 0.8g | 糖質 2.3g |

冷蔵3〜4日　冷凍3週間　レンジ解凍　 20分

コンソメで下煮してから焼きつけて

大根のバターしょうゆステーキ

材料（4人分）

大根	¼本（約8cm分）
A ┌ 水	2カップ
└ 顆粒コンソメ	小さじ1
バター	5g
B ┌ 酒	小さじ2
└ しょうゆ	小さじ1

1 大根は1cm厚さの輪切りにする。

2 鍋に**A**、**1**を入れて中火にかけ、大根が透き通るまで煮る。

3 フライパンにバターを溶かし、汁けをきった**2**を入れる。両面に焼き色がついたら**B**を加えてからめる。

冷蔵3〜4日　冷凍3週間　レンジ解凍　 20分

しょうがの香りであとをひくおいしさ

大根と油揚げのしょうが煮

材料（4人分）

大根	¼本（約8cm分）
油揚げ	1枚
しょうがのせん切り	1かけ分
だし汁	1と½カップ
薄口しょうゆ	大さじ1

1 大根は乱切りにする。油揚げは熱湯をかけて油抜きし、短冊切りにする。

2 鍋にだし汁、大根、しょうがを入れて中火にかける。大根が透き通ってきたら、油揚げ、しょうゆを加え、ふたをして弱火で5分ほど煮る。

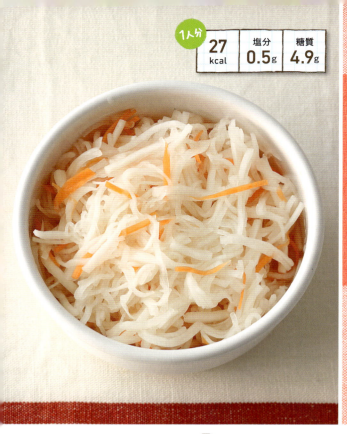

1人分 27kcal 塩分0.5g 糖質4.9g

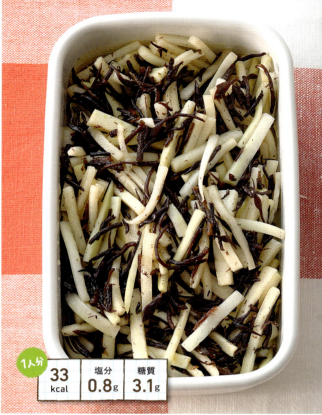

1人分 33kcal 塩分0.8g 糖質3.1g

冷蔵4〜5日　冷凍NG　15分

甘さ控えめ、ほどよい酸味でサラダ感覚！

なます

材料（4人分）

大根	¼本（約8cm分）
にんじん	大⅕本
塩	小さじ¼
A ┌ 酢	大さじ4
├ 砂糖	小さじ2
└ 塩	小さじ⅛

1 大根、にんじんはせん切りにする。
2 ポリ袋に**1**、塩を入れてもみ込み、しばらくおく。しんなりしたら、水けをしっかり絞る。
3 ボウルに**A**を入れて混ぜ、**2**を加えて混ぜる。ときどき返しながら、30分ほど漬ける。

冷蔵3〜4日　冷凍NG　20分

ミネラルもたっぷりでヘルシー

大根とひじきのサラダ

材料（4人分）

大根	¼本（約8cm分）
乾燥芽ひじき	10g
A ┌ 酢	¼カップ
├ 薄口しょうゆ	大さじ1
└ オリーブ油	小さじ1

1 ひじきは水でもどし、熱湯でサッとゆでる。大根は太めのせん切りにする。
2 ポリ袋に**A**、**1**を入れてもみ込む。ときどきもみながら20分ほど漬ける。

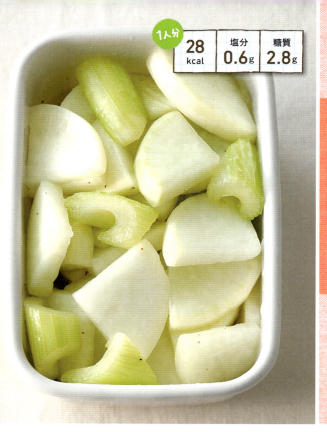

| 1人分 | 28 kcal | 塩分 0.6g | 糖質 2.8g |

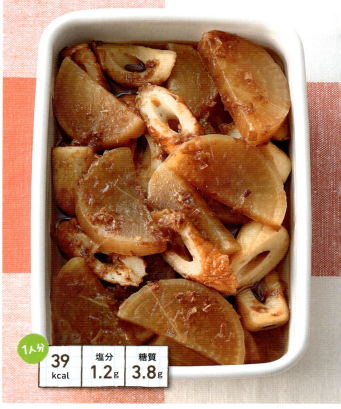

| 1人分 | 39 kcal | 塩分 1.2g | 糖質 3.8g |

冷蔵3～4日　冷凍NG　10分

パリパリ食感で歯ざわりも楽しめる

大根とセロリの さっぱりサラダ

材料（4人分）

大根	¼本（約8cm分）
セロリ	1本
塩	小さじ⅓
A ┌ 酢	大さじ2
｜ 塩	小さじ⅙
｜ 粗びき黒こしょう	少々
└ オリーブ油	小さじ1

1 大根は1cm厚さのいちょう切りにする。セロリは筋を取り、ひと口大の乱切りにする。

2 ポリ袋に1、塩を入れてもみ込み、しばらくおく。しんなりしたら、水けをしっかり絞る。

3 Aを加えて混ぜる。

冷蔵3～4日　冷凍3週間　レンジ解凍　20分

ちくわとおかかのうまみがたっぷり

大根とちくわのおかか煮

材料（4人分）

大根	¼本（約8cm分）
ちくわ	2本
A ┌ しょうゆ	小さじ4
└ みりん	小さじ1
かつお節	3g

1 大根は1cm厚さの半月切りにする。ちくわは斜め切りにする。

2 鍋に水1と½カップ（分量外）、大根を入れて中火にかけ、大根が透き通ってきたら、ちくわ、Aを加える。

3 煮立ったら弱火にしてふたをし、5分ほど煮る。火を止めてかつお節を加え、からめる。

65

かぶ

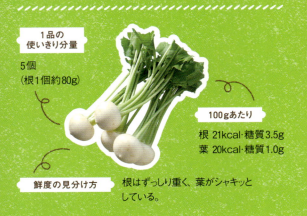

1品の使いきり分量
5個
（根1個約80g）

100gあたり
根 21kcal・糖質3.5g
葉 20kcal・糖質1.0g

鮮度の見分け方
根はずっしり重く、葉がシャキッとしている。

やせるレシピのヒミツ

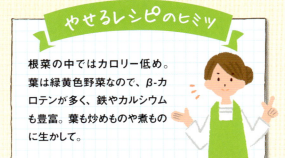

根菜の中ではカロリー低め。葉は緑黄色野菜なので、β-カロテンが多く、鉄やカルシウムも豊富。葉も炒めものや煮ものに生かして。

作りおきテク

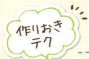

☑ **加熱はしんなりを目安に**
火を通しすぎると、冷凍したあと煮くずれたような状態に。根、葉の順に加熱して、しんなりしたら食感が残るうちに仕上げて。

☑ **漬けものは塩もみして水分を出して**
水分が多めなので、漬けものやサラダなど生で食べる場合は、塩もみをして水けをきってから調味を。味が薄まらず保存性もアップ。

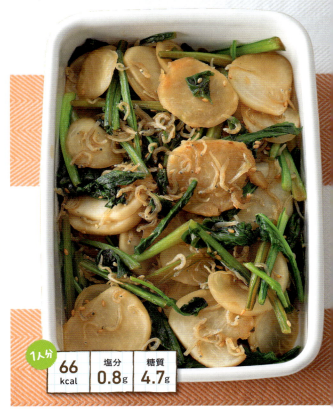

1人分
66 kcal　塩分 0.8g　糖質 4.7g

冷蔵3〜4日　冷凍3週間　レンジ解凍　 15分

ごまの風味が香ばしい

じゃことかぶのごましょうゆ炒め

材料（4人分）
かぶ……………………5個
ちりめんじゃこ…………20g
A ┌ 水……………………大さじ1
　│ しょうゆ……………小さじ2
　└ みりん………………小さじ1
白いりごま………………小さじ1
ごま油……………………小さじ2

1 かぶの根は5mm厚さの輪切りにし、葉は4cm長さに切る。

2 フライパンにごま油を中火に熱し、かぶの根、葉の順に入れて炒める。葉がしんなりしたらちりめんじゃこを加えてさらに炒め、Aを加えてからめ、白いりごまをふって混ぜる。

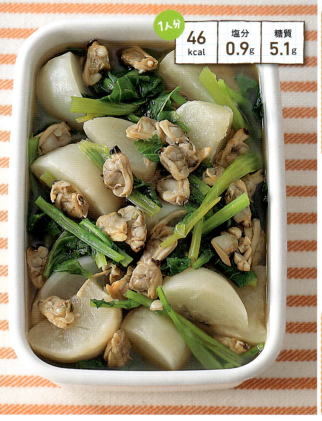
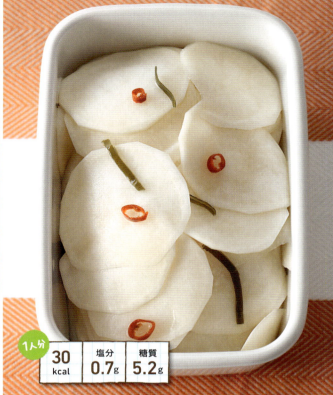

1人分 46 kcal　塩分 0.9g　糖質 5.1g

1人分 30 kcal　塩分 0.7g　糖質 5.2g

冷蔵3〜4日　冷凍3週間　レンジ解凍　 15分

貝のうまみでかぶを丸ごとおいしく

かぶとあさりのオイスター煮

材料（4人分）
かぶ	5個
あさり水煮缶	1缶（130g）
A　水	1と½カップ
A　オイスターソース	小さじ2

1 かぶの根は6つ割りにし、葉は4cm長さに切る。あさりは身と缶汁に分ける。
2 鍋にA、あさりの缶汁を入れて中火にかける。煮立ったらかぶの根、葉、あさりの身を順に加え、しんなりするまで煮る。

冷蔵3〜4日　冷凍NG　 10分

ポリ袋で簡単。昆布でとろみが出ます

千枚漬け

材料（4人分）
かぶ（根）	5個
塩	小さじ½
昆布	5cm
A　赤唐辛子の輪切り	½本分
A　酢	大さじ3
A　砂糖	小さじ1

1 かぶの根は薄い輪切りにし、ポリ袋に入れる。塩を加えてもみ込み、しんなりするまでおく。
2 昆布は軽くぬらしたふきんで表面を拭き、せん切りにする。1のポリ袋の水けをきり、昆布、Aを加えて混ぜ、30分ほどおく。

小松菜

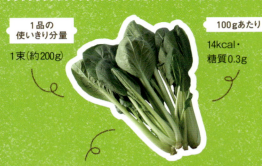

- 1品の使いきり分量: 1束（約200g）
- 100gあたり: 14kcal・糖質0.3g
- 鮮度の見分け方: 緑が鮮やかで、葉先までピンと張りがあって縮れたり変色がないもの。

やせるレシピのヒミツ

100gあたり0.3gと、糖質もダントツに少ないので、たっぷりとりたい野菜。アクが少なくクセがないので、煮もの、炒めものなどオールマイティーに使えます。

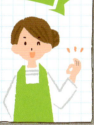

作りおきテク

☑ **長めに切って存在感を出して**
保存でへたらないように、4cm程度と少し長めに切って調理を。

☑ **煮汁にひたして保存を**
おひたしは、煮汁にひたしたまま保存すると、乾燥も防げて味もしみておいしい！

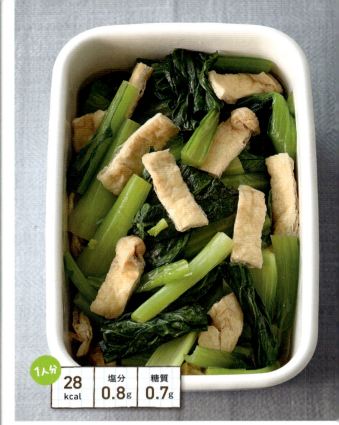

1人分 28kcal 塩分0.8g 糖質0.7g

冷蔵3〜4日 ／ 冷凍3週間 ／ レンジ解凍 ／ 15分

油揚げのうまみでコクがアップ

小松菜と油揚げのおひたし

材料（4人分）

小松菜	1束
油揚げ	1枚
A ［ だし汁	1カップ
薄口しょうゆ	大さじ1

1 小松菜は塩少々（分量外）を入れた熱湯でゆでる。冷水にさらして水けをしっかり絞り、4cm長さに切る。油揚げは熱湯をかけて油抜きし、短冊切りにする。

2 小鍋にAを入れて中火にかけ、煮立ったら油揚げを入れて2〜3分煮る。

3 耐熱ボウルに小松菜を入れて2をかけ、煮汁にひたしたまま粗熱を取る。

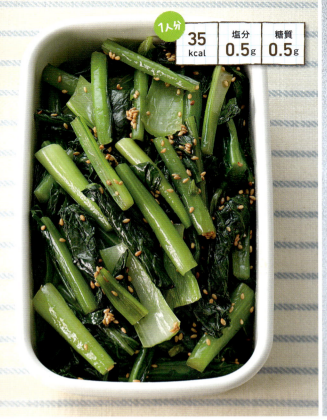

1人分 35kcal 塩分0.5g 糖質0.5g

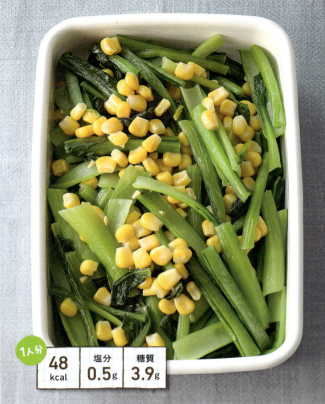

1人分 48kcal 塩分0.5g 糖質3.9g

冷蔵3〜4日　冷凍3週間　レンジ解凍　10分

少ない油でも風味たっぷりに仕上がります

小松菜のごまナムル

材料（4人分）

小松菜……………………………………1束
A ┌ 白いりごま・ごま油………………各小さじ2
　├ しょうゆ…………………………………小さじ1
　└ 塩…………………………………………小さじ¼

1 小松菜は塩少々（分量外）を入れた熱湯でゆでる。冷水にさらして水けをしっかり絞り、<u>4cm長さに切る</u>。

2 ボウルに**A**を入れて混ぜ、**1**を加えてあえる。

冷蔵3〜4日　冷凍3週間　レンジ解凍　10分

彩りよく、お弁当のおかずにもおすすめ

小松菜とコーンの ソテー

材料（4人分）

小松菜……………………………………1束
ホールコーン……………………………100g
A ┌ 塩…………………………………………小さじ⅓
　└ こしょう…………………………………少々
オリーブ油………………………………小さじ2

1 <u>小松菜は4cm長さに切る。</u>

2 フライパンにオリーブ油を中火で熱し、**1**、コーンを炒める。小松菜がしんなりしてきたら**A**を加えて味をととのえる。

69

ピーマン

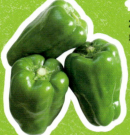

- 1品の使いきり分量: 4〜6個（約140〜210g）
- 100gあたり: 22kcal・糖質2.3g
- 鮮度の見分け方: 肉厚で色が濃く、つや、張りがあるものを。皮にしわがあるものは避けて。

やせるレシピのヒミツ

冷凍にも強く、炒めもの、あえものなど使い勝手も◎。カロリー、糖質ともに低めで、ビタミンC、β-カロテンを多く含むので、どんどん活用して！

作りおきテク

☑ **サッとゆでてクセをとる**
ゆでるとピーマン特有の青くささが弱まるので、苦手な人にもおすすめ。ゆですぎないよう注意して。

☑ **油をからめてつやよく仕上げて**
少量の油でも、加えるとつやよく仕上がり、風味やコクが加わって満足感もアップ。

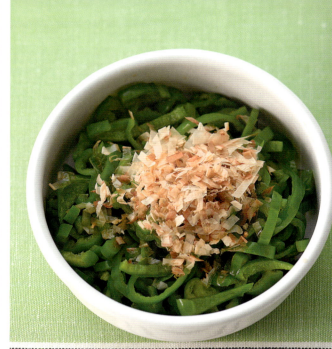

1人分 16kcal　塩分0.3g　糖質1.9g

冷蔵3〜4日　冷凍3週間　レンジ解凍　10分

さっぱりとした和風の副菜

ピーマンのポン酢あえ

材料（4人分）

ピーマン	6個
ポン酢しょうゆ	小さじ4
かつお節	1g

1 ピーマンは細切りにする。
2 熱湯で1をゆで、ざるにあげて水けをきる。熱いうちにポン酢しょうゆを加えてあえ、かつお節をふる。

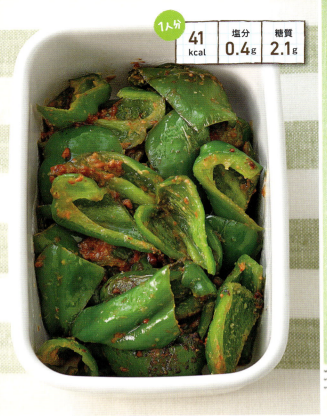

| 1人分 | 41 kcal | 塩分 0.4g | 糖質 2.1g |

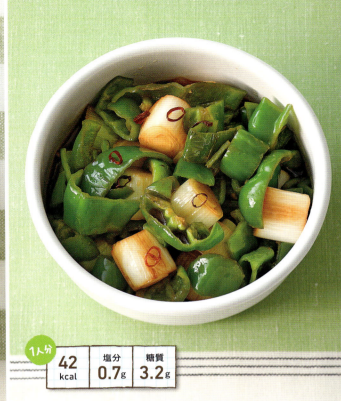

| 1人分 | 42 kcal | 塩分 0.7g | 糖質 3.2g |

冷蔵3～4日　冷凍3週間　レンジ解凍　 15分

相性のいい「みそ＋ごま」で風味よく

ピーマンのごまみそ炒め

材料（4人分）

ピーマン	6個
A　水	大さじ1
みそ	小さじ2
酒・白すりごま	各小さじ1
サラダ油	小さじ2

1 ピーマンは乱切りにする。

2 フライパンにサラダ油を中火で熱し、**1**を炒める。しんなりしたら弱火にし、合わせた**A**を加え、からめるように炒める。

冷蔵3～4日　冷凍3週間　レンジ解凍　 15分

ごま油でサッと炒めてから漬けます

ピーマンと焼きねぎの中華マリネ

材料（4人分）

ピーマン	4個
長ねぎ	1本
A　酢	大さじ2
しょうゆ	大さじ1
赤唐辛子の輪切り	1/2本分
ごま油	小さじ2

1 ピーマンは2cm幅の短冊切りに、長ねぎは2cm長さに切る。

2 フライパンにごま油を中火で熱し、長ねぎを炒める。全体に焼き色がついたらピーマンを加え、しんなりするまで炒める。

3 ボウルに**A**を入れ、**2**を加えて混ぜる。ときどき返しながら10分ほどおく。

パプリカ

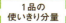

1品の使いきり分量
2個（1個約130g）

100gあたり
赤 30kcal・糖質5.3g
黄 27kcal・糖質4.9g

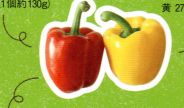

鮮度の見分け方
皮につやと張りがあって肉厚。へたの切り口が変色していないものが新鮮。

やせるレシピのヒミツ

糖質高めでも、甘みの強い野菜ではかぼちゃより低カロリー。緑のピーマンよりも、ビタミンC・Eが豊富。特に赤パプリカはβ-カロテンも豊富です。

作りおきテク

☑ **酢で甘みを際立たせて**
持ち味の甘みで、砂糖やみりんなど高糖質の調味料を使わなくても満足感が。酢やトマトで酸味をきかせると、より甘みが引き立ち、酢は保存性アップにもお役立ち。

☑ **パリパリの歯ごたえを生かす**
生食もできる野菜。生で漬けたり、手早く火を通して歯ざわりを残すと、食べごたえもアップして、時間をおいてもおいしい。

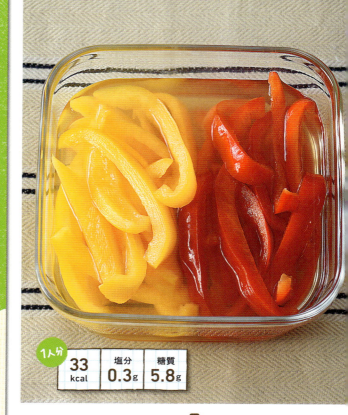

1人分 33kcal 塩分0.3g 糖質5.8g

冷蔵4〜5日　冷凍NG　10分

甘みが立つまろやかな酸味

2色パプリカのりんご酢ピクルス

材料（4人分）
赤パプリカ……………………………………1個
黄パプリカ……………………………………1個
A ┌ 水………………………………………¾カップ
　│ りんご酢………………………………¾カップ
　│ はちみつ………………………………小さじ1
　└ 塩………………………………………小さじ¼

1 鍋にAを入れて混ぜ、中火にかける。煮立ったら火を止め、粗熱を取る。

2 パプリカはそれぞれ縦1cm幅に切る。

3 保存容器に2を入れ、1を注ぎ入れる。冷蔵室で3時間ほど漬ける。

72

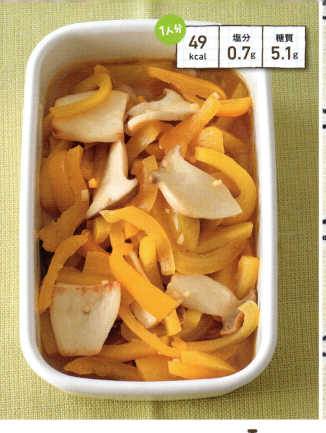
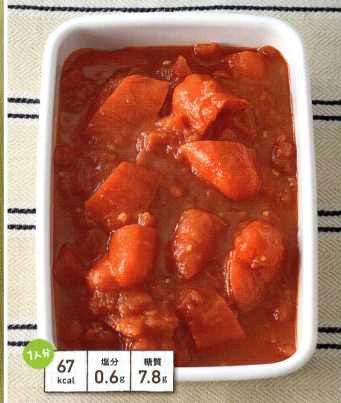

| 1人分 | 49 kcal | 塩分 0.7g | 糖質 5.1g |

| 1人分 | 67 kcal | 塩分 0.6g | 糖質 7.8g |

冷蔵3〜4日　冷凍3週間　レンジ解凍　 15分

低カロリーのきのこを合わせて

黄パプリカとエリンギの和風マリネ

材料（4人分）

黄パプリカ……………………2個
エリンギ………1パック（100g）
A ┌ だし汁……………………大さじ2
　│ 酢…………………………大さじ2
　│ 薄口しょうゆ……………大さじ1
　│ しょうがのみじん切り
　└ ………………………½かけ分
サラダ油……………………小さじ2

1 パプリカは横半分に切り、縦に細切りにする。エリンギは長さ半分に切り、薄切りにする。

2 フライパンにサラダ油を中火で熱し、**1**をしんなりするまで炒める。

3 ボウルに**A**を入れ、**2**を加えて混ぜる。ときどき返しながら、10分ほどおく。

冷蔵3〜4日　冷凍3週間　レンジ解凍　 20分

鶏のソテーなどにかけてもおいしい！

赤パプリカのトマト煮

材料（4人分）

赤パプリカ……………………………………2個
にんにくのみじん切り……………………1片分
A ┌ カットトマト缶………………1缶（400g）
　│ 顆粒コンソメ……………………小さじ2
　└ こしょう…………………………………少々
オリーブ油………………………………小さじ2

1 パプリカは大きめのひと口大に切る。

2 鍋にオリーブ油、にんにくを入れて弱火にかけ、香りが出たら中火にし、**1**を加えて炒める。全体に油がまわったら、**A**を加えて混ぜる。煮立ったら弱火にしてふたをし、10〜15分煮る。

73

かぼちゃ

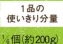
1品の使いきり分量
1/6個（約200g）

100gあたり
91kcal・糖質17.0g

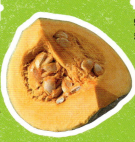

鮮度の見分け方
ずっしりと重みがあり、切り口が色鮮やかでみずみずしい。

やせるレシピのヒミツ

冷凍もできて、カロテン、ビタミンEなどの栄養素が豊富。他の野菜に比べると、カロリー、糖質ともに高めなので、量に気をつけて食べましょう。

作りおきテク

☑ **甘みを生かして調味料は控えめに**
砂糖、みりんなどの甘み調味料を使うおかずは、糖質量をさらにアップさせてしまうので、避けて。かぼちゃそのものの甘みを生かすおかずで、おいしく食べきって。

☑ **切り方にもひと工夫**
薄切りや小さめの乱切りにし、量を控える工夫を。

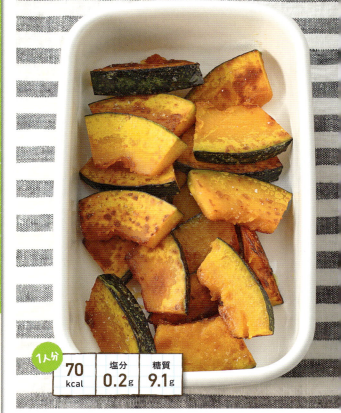

1人分
70kcal　塩分0.2g　糖質9.1g

冷蔵3〜4日　冷凍3週間　レンジ解凍　15分

ちょっとピリ辛。洋風のつけ合わせにも

かぼちゃのペペロンチーノ

材料（4人分）

かぼちゃ	1/6個
A［にんにく	1片
赤唐辛子	1本
オリーブ油］	小さじ2
塩	小さじ1/6

1 かぼちゃは1cm厚さのくし形に切ってから、食べやすい大きさに切る。Aのにんにくは包丁の背でつぶし、赤唐辛子は種を取る。

2 フライパンにAを入れて弱火にかけ、香りが出てきたらにんにくと赤唐辛子を取り出す。

3 中火にしてかぼちゃを炒め、火が通ったら塩で味をととのえる。

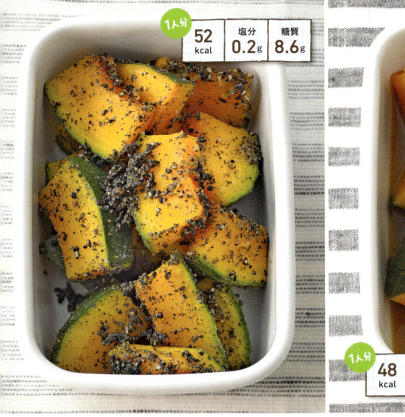

1人分 52kcal 塩分0.2g 糖質8.6g

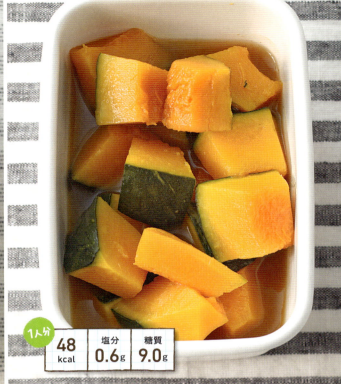

1人分 48kcal 塩分0.6g 糖質9.0g

冷蔵3〜4日　冷凍3週間　レンジ解凍　15分

かぼちゃの甘みが調味料代わり！

ゆでかぼちゃの黒ごまあえ

材料（4人分）

かぼちゃ……………………………………… 1/6個
A ┌ 黒すりごま……………………………… 大さじ1
　└ 塩………………………………………… 小さじ1/6

1 かぼちゃは1cm厚さのくし形に切ってから、食べやすい大きさに切る。熱湯でやわらかくなるまでゆで、水けをきる。

2 ボウルにAを入れて混ぜ、1を加えてあえる。

冷蔵3〜4日　冷凍3週間　レンジ解凍　15分

シンプルな味つけ。煮汁につけて保存を

かぼちゃのコンソメ煮

材料（4人分）

かぼちゃ……………………………………… 1/6個
水……………………………………………… 1カップ
顆粒コンソメ………………………………… 大さじ1/2
薄口しょうゆ………………………………… 小さじ1/2

1 かぼちゃは小さめのひと口大に切る。

2 鍋にすべての材料を入れて中火にかけ、かぼちゃがやわらかくなるまで5〜8分煮る。

75

白菜

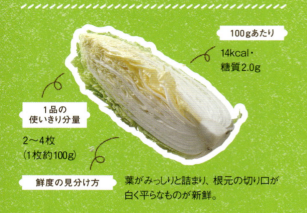

100gあたり
14kcal・糖質2.0g

1品の使いきり分量
2〜4枚
(1枚約100g)

鮮度の見分け方
葉がみっしりと詰まり、根元の切り口が白く平らなものが新鮮。

やせるレシピのヒミツ

ほとんどが水分で、くたくたに煮るよりも、炒めたり、生で漬けものにするほうが、かさも出て満足感アップ。低カロリー、低糖質なのでたっぷり食べても安心。

作りおきテク

☑ **調味をひと工夫**
風味が淡泊なので、いり煮は水分をとばしながら炒めて、味をよく含ませて。粗びき黒こしょうやしょうがで、風味にアクセントをつけるのもコツ。

☑ **漬けものは水けをよく絞って**
定番の漬けものは、仕上げに水けをよく絞ってから保存。日もちがよくなる。

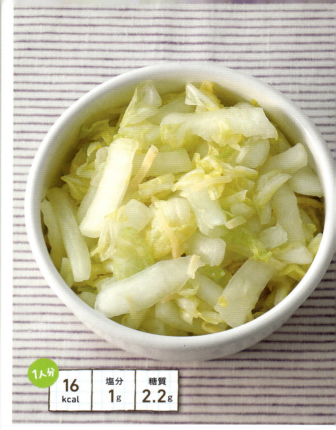

1人分
16kcal 塩分1g 糖質2.2g

冷蔵3〜4日　冷凍NG　10分

ポリ袋で簡単。さっぱりさわやか！

白菜のしょうが漬け

材料（4人分）

白菜	4枚
塩	小さじ2/3
しょうがのせん切り	1かけ分
A　酢	小さじ1
薄口しょうゆ	小さじ1/2

1 白菜は短冊切りにしてポリ袋に入れ、塩、しょうがを加えてもみ込む。空気を抜いて口を閉じ、重しをのせて30分ほどおく。

2 しんなりしたら水けをよく絞り、Aを加えてあえる。

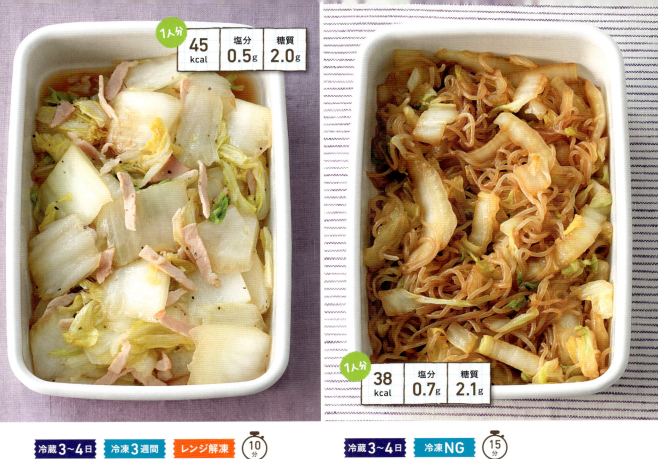

	1人分	
45 kcal	塩分 0.5g	糖質 2.0g

	1人分	
38 kcal	塩分 0.7g	糖質 2.1g

冷蔵3〜4日　冷凍3週間　レンジ解凍　10分

軸と葉を分けて炒めるひと手間を

白菜とハムの塩ペッパー炒め

材料（4人分）
白菜……………………………………4枚
ハム……………………………………2枚
塩……………………………………小さじ⅓
粗びき黒こしょう………………………少々
ごま油………………………………小さじ2

1 白菜の軸はひと口大のそぎ切りにし、葉はざく切りにする。ハムは細切りにする。

2 フライパンにごま油を中火で熱し、白菜の軸を炒める。しんなりしたらハム、白菜の葉を加えて炒め、塩、粗びき黒こしょうで調味する。

冷蔵3〜4日　冷凍NG　15分

しらたきは春雨より低糖質、低カロリー

白菜としらたきのいり煮

材料（4人分）
白菜……………………………………2枚
しらたき……………………………200g
A「しょうゆ………………………大さじ1
 　みりん…………………………小さじ1
サラダ油……………………………小さじ2

1 しらたきは食べやすい長さに切り、熱湯でゆでる。白菜は短冊切りにする。

2 フライパンにサラダ油を中火で熱し、しらたきを炒める。水けがとんだら白菜を加えて炒め、しんなりしてきたらAを加える。ときどき混ぜながら、汁けが少なくなるまで炒める。

77

ゴーヤ

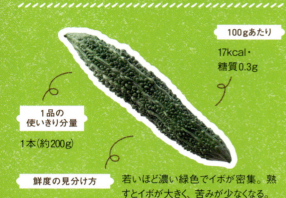

100gあたり
17kcal・糖質0.3g

1品の使いきり分量
1本（約200g）

鮮度の見分け方
若いほど濃い緑色でイボが密集。熟すとイボが大きく、苦みが少なくなる。

やせるレシピのヒミツ

苦みが食欲アップにも役立つ夏野菜。ビタミンCが抜群に多く、カリウム豊富でむくみ予防に効果的。糖質も低いので、やせるおかず向きです。

 作りおきテク

☑ **種とわたをスプーンで取る**
わたが残ると食感が悪くなるので、半分に切ったらスプーンでくぼみに沿ってかき出して。

☑ **パリパリ感を楽しむ**
歯ざわりのよさもゴーヤのおいしさ。手早く炒め、あえものは厚めに切ってゆでこぼし、冷水で締めて。

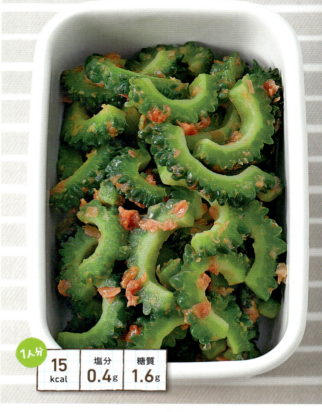

1人分 15kcal 塩分0.4g 糖質1.6g

冷蔵3〜4日　冷凍NG　15分

梅とかつお節のうまみがよくしみます
ゴーヤの梅おかかあえ

材料（4人分）
ゴーヤ……………………………1本（約200g）
梅干し……………………………中2個（正味20g）
かつお節…………………………2g

1 ゴーヤは縦半分に切って種とわたを取り、1cm厚さに切る。塩少々（分量外）を入れた熱湯でゆでて水にさらし、水けをきる。梅干しは種を取り、細かく刻む。

2 ボウルに**1**、かつお節を入れてあえる。

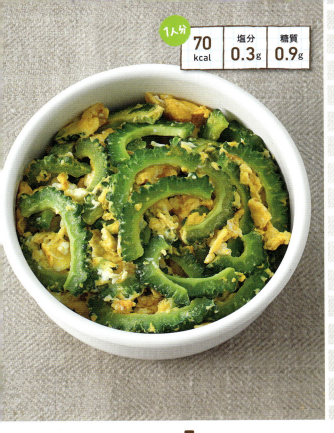

| 1人分 | 70 kcal | 塩分 0.3g | 糖質 0.9g |

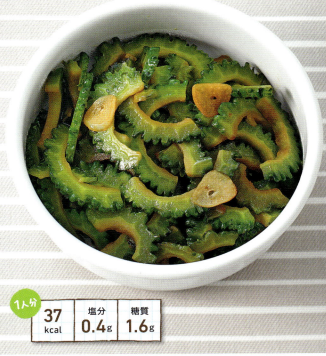

| 1人分 | 37 kcal | 塩分 0.4g | 糖質 1.6g |

冷蔵3〜4日　冷凍NG　15分

卵でまろやかに。お弁当にも！

ゴーヤの卵炒め

材料（4人分）

ゴーヤ･･････････････････････････1本（約200g）
卵･･･････････････････････････････････････2個
A ┌ 酒･･････････････････････････････小さじ2
　└ 鶏ガラスープの素････････････････小さじ½
塩・こしょう････････････････････････････各適量
サラダ油･･･････････････････････････････小さじ2

1 ゴーヤは縦半分に切って種とわたを取り、5mm厚さに切る。

2 ボウルに卵を溶きほぐし、Aを加えて混ぜる。

3 フライパンにサラダ油を中火で熱し、1を炒める。しんなりしたら2を加えて炒め合わせ、好みで塩、こしょうで味をととのえる。

冷蔵3〜4日　冷凍3週間　レンジ解凍　15分

少量のごま油とにんにくで風味アップ

ゴーヤのにんにく炒め

材料（4人分）

ゴーヤ･･････････････････････････1本（約200g）
にんにくの薄切り･･･････････････････････1片分
A ┌ 酒･･････････････････････････････小さじ2
　└ しょうゆ････････････････････････小さじ2
ごま油･････････････････････････････････小さじ2

1 ゴーヤは縦半分に切って種とわたを取り、5mm厚さに切る。

2 フライパンにごま油、にんにくを入れて弱火にかけ、香りが出てきたら中火にし、1を炒める。しんなりしたらAを加えてからめる。

79

ミニトマト

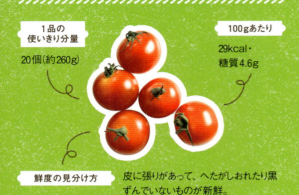

1品の使いきり分量
20個(約260g)

100gあたり
29kcal・糖質4.6g

鮮度の見分け方
皮に張りがあって、へたがしおれたり黒ずんでいないものが新鮮。

やせるレシピのヒミツ

100gあたり29kcalと低カロリーですが、甘みがあって糖質は4.6gと意外に高いので、気をつけて。うまみや酸味を生かしたマリネ、ピクルスなどがおすすめです。

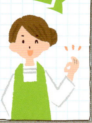

作りおきテク

☑ **おいしさを生かした生食で**
栄養素を壊しにくい、マリネやピクルスなど生の漬け込みレシピがおすすめ。冷凍はできないので早めに食べきって。穴をあけたり、切り目を入れると味がよくしみる。

☑ **煮るとうまみが増す**
うまみ成分であるグルタミン酸を含み、煮ると酸味がとぶので食べやすくなる。煮汁とともに保存して、おいしさもキープ。

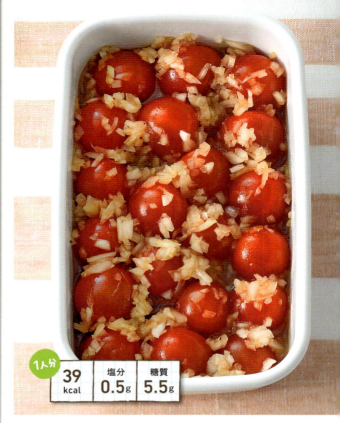

1人分
39kcal 塩分0.5g 糖質5.5g

冷蔵2〜3日　冷凍NG　10分

肉や魚のつけ合わせにもぴったり

ミニトマトと玉ねぎのマリネ

材料(4人分)

ミニトマト	20個
玉ねぎ	¼個
A 酢	大さじ2
薄口しょうゆ	小さじ2
オリーブ油	小さじ1
粗びき黒こしょう	少々

1 玉ねぎはみじん切りにする。ボウルにAとともに入れて混ぜ、10分ほどおく。

2 ミニトマトはつま楊枝で数か所穴をあけ、1に加えて混ぜる。

80

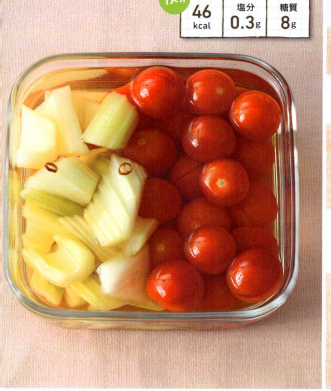

1人分 46 kcal 塩分 0.3g 糖質 8g

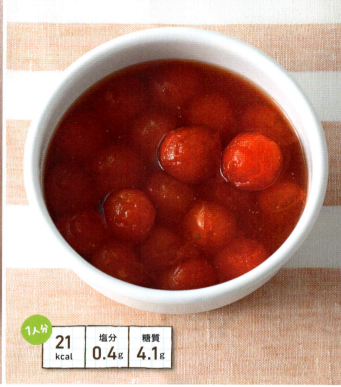

1人分 21 kcal 塩分 0.4g 糖質 4.1g

冷蔵4～5日　冷凍NG　10分

ワインのおつまみにもおすすめ

ミニトマトとセロリのピクルス

材料（4人分）
ミニトマト………………………………20個
セロリ……………………………………1本
A ┌ 水……………………………………1カップ
　├ 酢……………………………………1カップ
　├ 塩………………………………小さじ1/4
　└ 赤唐辛子の輪切り………………1/2本分

1 鍋にAを入れて混ぜ、中火にかける。煮立ったら火を止め、粗熱を取る。

2 セロリは筋を取り、乱切りにする。ミニトマトは底に十字の切り目を入れる。

3 保存容器に2を入れ、1を注ぎ入れる。冷蔵室で3時間ほど漬ける。

冷蔵3～4日　冷凍NG　15分

丸ごと煮るだけ。皮を除くと食感も◎

ミニトマトのサッと煮

材料（4人分）
ミニトマト………………………………20個
A ┌ 水……………………………………1カップ
　├ 顆粒コンソメ…………………………小さじ1
　└ 薄口しょうゆ…………………………小さじ1/2

1 ミニトマトは底に十字の切り目を入れる。

2 熱湯に1をサッとくぐらせて冷水に取り、皮をむく。

3 小鍋にAを入れて中火にかけ、煮立ったら2を入れる。再び煮立ったら火を止める。

81

きゅうり

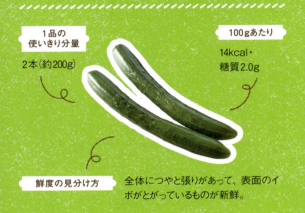

- 1品の使いきり分量
  2本（約200g）
- 100gあたり
  14kcal・糖質2.0g
- 鮮度の見分け方
  全体につやと張りがあって、表面のイボがとがっているものが新鮮。

やせるレシピのヒミツ

冷凍には不向きですが、水分が多くてカロリーが低いので、やせたいときには活用したい野菜。サラダやあえものなどの冷蔵作りおきで、楽しみましょう。

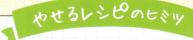

作りおきテク

☑ **酢のものは塩もみしてから**
塩もみをしてしっかり水けを絞れば、味も薄まらず、しんなりとした食感を楽しめる。

☑ **たたいて味をしみやすく**
たたいて割ると断面が多くなり、包丁で切るより味がしみやすくなる。

☑ **あえものはポリ袋で**
ポリ袋を使うと、少ない調味料でも全体にしっかり味がなじみ、減塩効果も！

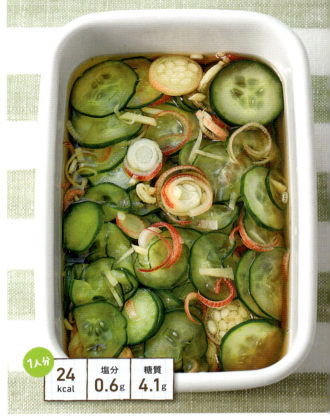

1人分 24kcal 塩分0.6g 糖質4.1g

冷蔵3〜4日 ｜ 冷凍NG ｜ 10分

みょうがを加えて風味よく

きゅうりとみょうがの酢のもの

材料（4人分）

きゅうり	2本
みょうが	2個
塩	小さじ¼
A ┌ 酢	大さじ5
砂糖	小さじ2
└ 薄口しょうゆ	小さじ1
しょうがのせん切り	½かけ分

1 きゅうり、みょうがはそれぞれ輪切りにする。
2 ポリ袋にきゅうり、塩を入れてもみ込み、しばらくおく。しんなりしたら水けをしっかり絞る。
3 ボウルにAを入れて混ぜ、2、みょうが、しょうがを加えてあえる。10分ほどおく。

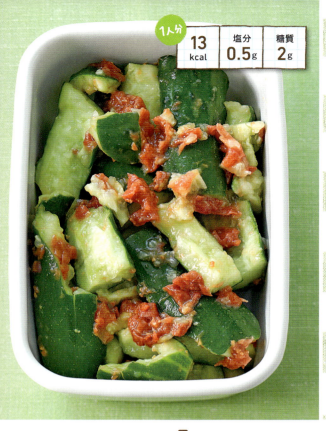

1人分 13 kcal　塩分 0.5g　糖質 2g

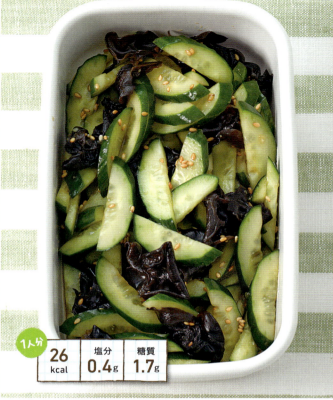

1人分 26 kcal　塩分 0.4g　糖質 1.7g

冷蔵3日　冷凍NG　 10分

おつまみ感覚で食べられます

たたききゅうりの梅みそあえ

材料（4人分）
きゅうり··2本
梅干し·······················中2個（正味20g）
みそ··小さじ½

1 きゅうりはめん棒などでたたき、ひと口大に割る。梅干しは種を取り、細かく刻む。
2 ポリ袋に梅干し、みそを入れて混ぜる。きゅうりを加え、さっくりと混ぜる。

冷蔵3日　冷凍NG　 10分

パリパリ、コリコリの食感を楽しんで

きゅうりときくらげの中華サラダ

材料（4人分）
きゅうり··2本
乾燥きくらげ···5g
酢···大さじ1
しょうゆ···小さじ2
白いりごま・ごま油·····················各小さじ1

1 きくらげは水でもどし、水けをきる。きゅうりは斜め半月切りにする。
2 ポリ袋にすべての材料を入れてあえる。

セロリ

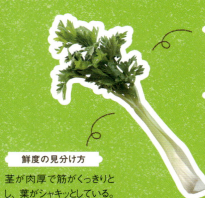

1品の使いきり分量
2〜3本
（1本約100g）

100gあたり
葉つき 15kcal・糖質1.4g

鮮度の見分け方
茎が肉厚で筋がくっきりとし、葉がシャキッとしている。

やせるレシピのヒミツ

低カロリーで低糖質。食物繊維が多く、かみごたえがあって満腹感につながるなど、ダイエットに活用したい野菜です。むくみ予防に役立つカリウムも多め。

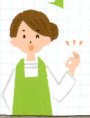

作りおきテク

☑ **生でかみごたえを生かす**
食感を生かすには、生で漬けものやマリネに。塩もみして水けをきると、保存性もアップ。炒めものもサッと加熱して、食感を残して。

☑ **風味の強い調味食材を合わせて**
にんにくやマスタードなど、セロリに負けない風味の強い食材を調味に使って。少量で味が決まり、時間をおいても味がぼやけない。

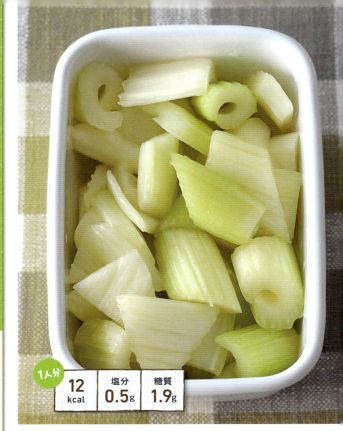

1人分 12kcal 塩分0.5g 糖質1.9g

冷蔵3〜4日 ｜ 冷凍NG ｜ 10分

レモンでさわやかさアップ

セロリの塩レモン漬け

材料（4人分）
セロリ……………………………………3本
塩…………………………………小さじ⅓
レモン汁……………………………大さじ1

1 セロリは筋を取り、ひと口大の乱切りにする。
2 ポリ袋に1、塩を入れてもみ込み、しばらくおく。しんなりしたら水けをきり、レモン汁を加えて3分ほど漬ける。

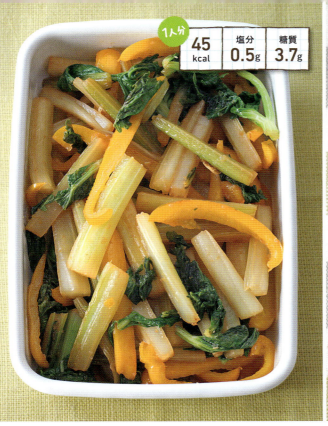

1人分 45 kcal | 塩分 0.5g | 糖質 3.7g

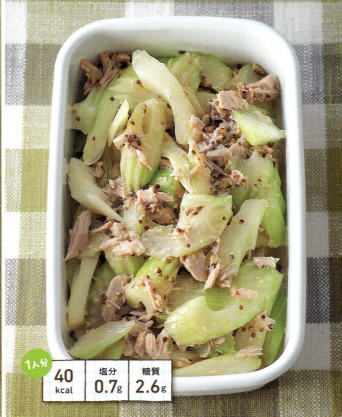

1人分 40 kcal | 塩分 0.7g | 糖質 2.6g

冷蔵3〜4日　冷凍3週間　レンジ解凍　15分

葉も丸ごと使いきり！

セロリとパプリカの
にんにくじょうゆ炒め

材料（4人分）

セロリ（葉つき）	2本
黄パプリカ	1個
A にんにくのすりおろし	½片分
しょうゆ	小さじ2
酒	小さじ2
サラダ油	小さじ2

1 セロリは筋を取り、茎は5cm長さの細切りにし、葉は食べやすい大きさに切る。パプリカは1cm幅に切る。

2 フライパンにサラダ油を中火で熱し、セロリの茎とパプリカを炒める。しんなりしたらセロリの葉を加えてサッと炒め、Aを加えてからめる。

冷蔵3〜4日　冷凍NG　10分

コクがあってまろやかな酸味

セロリとツナの
マスタードマリネ

材料（4人分）

セロリ	3本
ツナ缶（水煮）	1缶(70g)
塩	小さじ⅓
A 酢	大さじ2
粒マスタード	小さじ2
オリーブ油	小さじ½

1 セロリは筋を取り、斜め切りにする。ポリ袋に入れ、塩を加えてもみ込み、しばらくおいて水けをきる。

2 ボウルにAを入れて混ぜ、1、缶汁をきったツナを加えてあえる。ときどき返しながら、15分ほどおく。

85

たけのこ

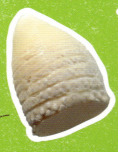

1品の使いきり分量	100gあたり
水煮 400g	水煮 23kcal・糖質 2.3g

鮮度の見分け方
生は皮の色が薄く、湿ったものが新鮮。水煮は賞味期限や産地をチェック。

やせるレシピのヒミツ

低カロリーで、サクサクとした食感からもわかるように食物繊維が豊富。甘みがあるわりに糖質量も低め。通年で買える水煮を使うと便利です。

作りおきテク

☑ **冷蔵保存でおいしく食べきる**
水煮たけのこは手軽な反面、調理で再加熱して冷凍するのはNG。味をしみ込ませるおかずで冷蔵保存を。

☑ **煮もの、炒めものは汁けをとばして**
煮汁が保存容器の底にたまると、味にムラができやすい。加熱の仕上げに汁けをとばし、味をからめておいて。焼きびたしは熱いうちに漬け汁にひたすのが、味をしっかりしみ込ませるコツ。

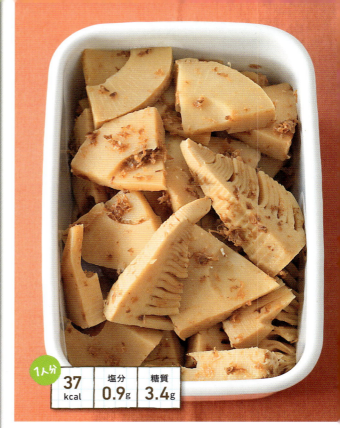

1人分 **37 kcal** | 塩分 **0.9g** | 糖質 **3.4g**

冷蔵 3～4日　冷凍 NG　20分

たっぷりおかかでうまみを濃く

たけのこの土佐煮

材料（4人分）

水煮たけのこ	400g
A だし汁	1カップ
しょうゆ	小さじ4
みりん	大さじ½
かつお節	4g

1 たけのこは穂先をくし形切り、根元は1cm厚さのいちょう切りにする。

2 鍋にA、1を入れて中火にかけ、煮立ったら弱火にしてふたをし、5分ほど煮る。中火にしてときどき混ぜながら、汁けが少なくなるまで煮る。

3 火を止めてかつお節を加え、サッとからめる。

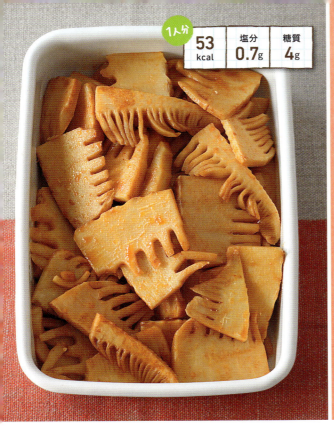

1人分 53kcal 塩分 0.7g 糖質 4g

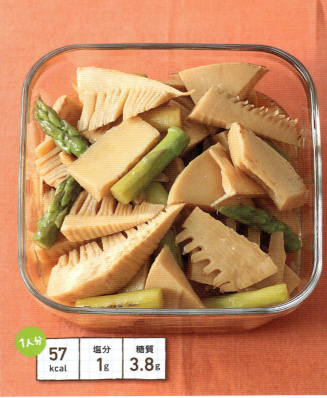

1人分 57kcal 塩分 1g 糖質 3.8g

冷蔵3～4日　冷凍NG　10分

薄切りにして味をしみ込ませて

たけのこの
コチュジャン炒め

材料（4人分）

水煮たけのこ	400g
A 　水	大さじ2
コチュジャン	大さじ1
しょうゆ	大さじ½
ごま油	小さじ2

1 たけのこは縦半分に切り、4～5cm長さの薄切りにする。

2 フライパンにごま油を中火で熱し、たけのこを炒める。混ぜ合わせた**A**を加え、汁けがなくなるまで炒める。

冷蔵3～4日　冷凍NG　15分

香ばしく焼くと甘みも出ます

たけのことアスパラの
焼きびたし

材料（4人分）

水煮たけのこ	400g
アスパラガス	4本
A 　だし汁	1カップ
しょうゆ	大さじ1と½
酢	小さじ2
砂糖	小さじ1
サラダ油	小さじ2

1 たけのこは穂先をくし形切り、根元は1cm厚さのいちょう切りにする。アスパラガスは根元を切り落とし、下側の薄皮をピーラーでむいて4等分に切る。

2 フライパンにサラダ油を中火で熱し、**1**をこんがりと炒める。

3 保存容器に**A**を入れて混ぜ、**2**を熱いうちに加えて混ぜる。ときどき返しながら、粗熱を取る。

87

column ❷

\サラダにおすすめ！/
自家製 ノンオイル ドレッシング

自家製のノンオイルドレッシングは
低カロリーで塩分も控えめと、いいことずくめ。
あとからほんの少し油を回しかけても、
オイルドレッシングよりはるかに低カロリーでおすすめです。

1人分 11 kcal ／ 塩分 0.4g ／ 糖質 2.1g

冷蔵 3〜4日 ／ 冷凍 NG

💭 焼いた肉にも合う！

玉ねぎのバルサミコドレッシング

材料と作り方（8人分）
みじん切りにした玉ねぎ1/8個分、バルサミコ酢大さじ4、しょうゆ小さじ4を混ぜ、30分ほどおく。

1人分 6 kcal ／ 塩分 0.5g ／ 糖質 1g

冷蔵 3〜4日 ／ 冷凍 NG

おろしにんじんのドレッシング

💭 温野菜にぴったり

材料と作り方（8人分）
にんじん1/4本、にんにく1/3片はそれぞれすりおろし、酢大さじ2、薄口しょうゆ小さじ4、粗びき黒こしょう少々を混ぜる。

1人分 12 kcal ／ 塩分 0.6g ／ 糖質 0.8g

冷蔵 4〜5日 ／ 冷凍 3週間 ／ 自然解凍

マスタードドレッシング

💭 洋風の野菜向き

材料と作り方（8人分）
耐熱ボウルに熱湯大さじ2、顆粒コンソメ小さじ1/4を入れて溶かし、粗熱が取れたら、粒マスタード大さじ2、酢・薄口しょうゆ各小さじ2、塩小さじ1/4を加えて混ぜる。

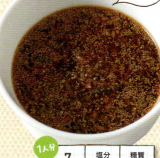

💭 豆腐のたれにも

冷蔵 3〜4日 ／ 冷凍 NG

薬味たっぷり中華ドレッシング

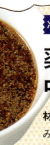

1人分 7 kcal ／ 塩分 0.7g ／ 糖質 0.8g

材料と作り方（8人分）
みじん切りにしたセロリ1/3本分、すりおろしたしょうが1かけ分、しょうゆ大さじ2、酢小さじ4、白すりごま小さじ2を混ぜる。

Part 3

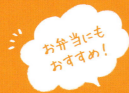

ボリューム満点
肉の
やせるおかず

鶏肉、豚肉、牛肉は糖質が少なく、そのなかでも
カロリー低めの部位を選んで、作りおき。
ダイエット中も安心して食べられるおかずをラインナップ！

 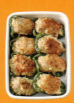 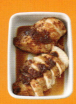

鶏胸肉

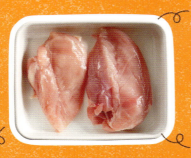

鮮度の見分け方 厚みと弾力があり、透明感のあるきれいな淡いピンク色のものを。

1品の使いきり分量
皮なし小2枚
（1枚約200g）

皮なし100gあたり
116kcal・糖質0.1g

やせるレシピのヒミツ

100gあたり145kcalと、もともと低カロリーの肉ですが、皮を取ると116kcalと、さらにカロリーダウン！ パサつかない工夫でしっとり仕上げましょう。

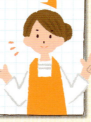

作りおきテク

☑ **片栗粉をまぶして食感よく**
表面に片栗粉をまぶすと、加熱してもパサつかず、食感のよさを保てる。

☑ **下味の工夫でしっとりキープ**
炒めものなどは、下味に酒やヨーグルト、塩麹などを使ってしっとりとした仕上がりに。時間がたってもおいしさキープ。

☑ **かたまりのまま保存**
鶏ハムやチキンステーキのようなかたまりで調理するものは、乾燥防止のため、切らずに保存するのがおすすめ。解凍は酒をふってレンジ解凍で。

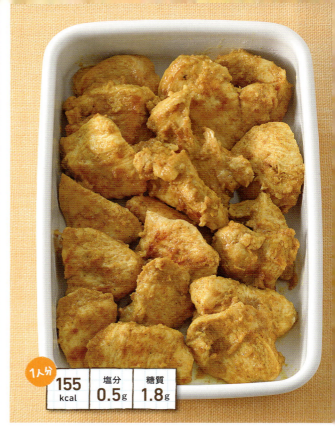

1人分 155kcal 塩分0.5g 糖質1.8g

冷蔵3～4日　冷凍3週間　レンジ解凍　20分

ヨーグルトをもみ込むとパサつきなし！

タンドリーチキン

材料（4人分）

鶏胸肉（皮なし）……………………小2枚（400g）
A ┌ にんにくのすりおろし……………………1片分
　├ しょうがのすりおろし……………………1かけ分
　├ プレーンヨーグルト……………………50g
　├ カレー粉……………………大さじ1
　└ 塩……………………小さじ1/3
サラダ油……………………小さじ2

1 鶏肉は2cm厚さのそぎ切りにし、ひと口大に切る。

2 ポリ袋にAを入れて混ぜ、1を加えてもみ込む。冷蔵室に1時間ほどおく。

3 フライパンにサラダ油を弱めの中火で熱し、漬けだれを軽く落とした2を入れる。ふたをして、火が通るまで両面を焼く。

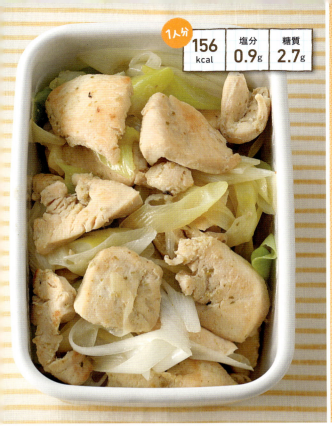

1人分 156 kcal 塩分 0.9g 糖質 2.7g

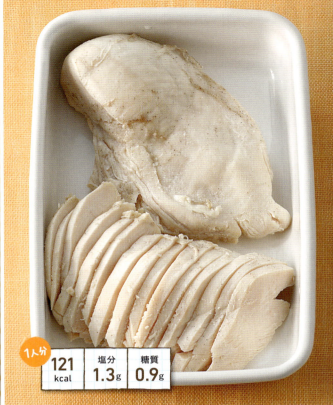

1人分 121 kcal 塩分 1.3g 糖質 0.9g

冷蔵3〜4日 | 冷凍3週間 | レンジ解凍 | 15分

ピリッとした辛みがきいた大人の味

鶏肉とねぎのゆずこしょう炒め

材料（4人分）

鶏胸肉（皮なし）……………………小2枚（400g）
長ねぎ……………………………………………2本
A ┌ 酒………………………………………………大さじ1
　├ ゆずこしょう………………………………小さじ2
　└ 薄口しょうゆ………………………………小さじ1/2
サラダ油……………………………………………小さじ2

1 鶏肉は1cm厚さのそぎ切りにし、ひと口大に切る。ポリ袋に**A**を入れて混ぜ、鶏肉を加えてもみ込む。冷蔵室に15分ほどおく。

2 長ねぎは斜め切りにする。

3 フライパンにサラダ油を中火で熱し、**1**を漬けだれごと入れて炒める。肉に火が通ったら**2**を加え、さらに炒める。

冷蔵3〜4日 | 冷凍3週間 | レンジ解凍 | 20分

余熱調理でしっとり。解凍は酒をふって

鶏ハム

材料（4人分）

鶏胸肉（皮なし）……………………小2枚（400g）
A ┌ 酒………………………………………………小さじ2
　├ 塩………………………………………………小さじ1
　├ はちみつ……………………………………小さじ1/2
　└ こしょう……………………………………………少々

1 ポリ袋に**A**を入れて混ぜ、鶏肉を加え、調味料が全体に行きわたるようにもみ込む。空気を抜いて口を閉じ、半日以上冷蔵室におく。

2 厚手の鍋にたっぷりの湯を沸かし、サッと水洗いした**1**を入れ、中火で10分ほどゆでる。火を止めて、ふたをしたまま粗熱が取れるまでおき、余熱で火を通す。

3 食べるときに好みの厚さに切る。

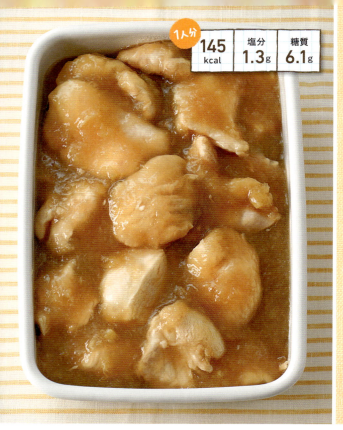

1人分 145 kcal 塩分 1.3g 糖質 6.1g

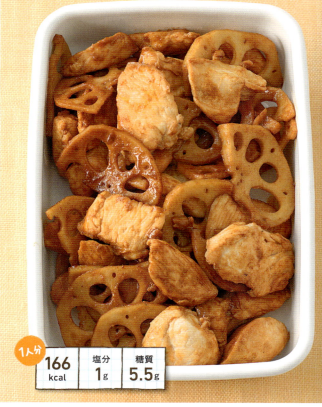

1人分 166 kcal 塩分 1g 糖質 5.5g

冷蔵3〜4日 ／ 冷凍3週間 ／ レンジ解凍 ／ 20分

片栗粉をまぶしてつるっとした食感に
鶏のみぞれ煮

材料（4人分）

鶏胸肉（皮なし）	小2枚（400g）
片栗粉	大さじ2
だし汁	1と½カップ
大根のすりおろし	5cm分
しょうがのすりおろし	1かけ分
薄口しょうゆ	大さじ1と½

1 鶏肉は2cm厚さのそぎ切りにし、ひと口大に切る。
2 1に片栗粉を薄くまぶす。
3 鍋にだし汁を入れて中火にかけ、煮立ったら2を入れる。肉に火が通ったら、大根、しょうがをおろし汁ごと加える。しょうゆも加えて混ぜ、再び煮立ったら2〜3分煮る。

冷蔵3〜4日 ／ 冷凍3週間 ／ レンジ解凍 ／ 20分

れんこんでボリュームアップ！
鶏とれんこんの韓国炒め

材料（4人分）

鶏胸肉（皮なし）	小2枚（400g）
れんこん	100g
酒	大さじ1
A［水	大さじ2
しょうゆ	大さじ1
コチュジャン］	小さじ2
ごま油	小さじ2

1 鶏肉は1cm厚さのそぎ切りにし、ひと口大に切る。ポリ袋に入れ、酒を加えてもみ込む。
2 れんこんは5mm厚さの半月切りにする。Aは混ぜ合わせる。
3 フライパンにごま油を中火で熱し、1、れんこんを炒める。鶏肉に火が通ったらAを加え、汁けがなくなるまで炒める。

92

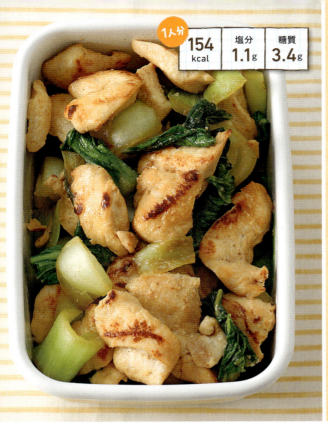

1人分 154 kcal 塩分 1.1g 糖質 3.4g

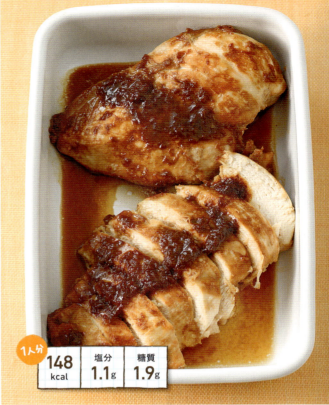

1人分 148 kcal 塩分 1.1g 糖質 1.9g

冷蔵3〜4日　冷凍3週間　レンジ解凍　15分

塩麹で肉がやわらかくなります

チンゲン菜と鶏肉の塩麹炒め

材料（4人分）

鶏胸肉（皮なし）……………………小2枚（400g）
チンゲン菜……………………………………2株
塩麹………………………………………大さじ2
サラダ油…………………………………小さじ2

1 鶏肉は1cm厚さのそぎ切りにし、ひと口大に切る。ポリ袋に鶏肉、塩麹大さじ1を入れてもみ込み、冷蔵室に15分ほどおく。

2 チンゲン菜は葉と軸を3cm長さに切り、芯の部分は6等分に切る。

3 フライパンにサラダ油を中火で熱し、**1**を漬けだれごと入れて炒める。肉に火が通ったら、チンゲン菜の芯と軸を加えてさらに炒め、火が通ったらチンゲン菜の葉と残りの塩麹を加えてサッと炒める。

冷蔵3〜4日　冷凍3週間　レンジ解凍　20分

かたまり保存で、酒をふってレンジ解凍を

サワーチキンステーキ

材料（4人分）

鶏胸肉（皮なし）……………………小2枚（400g）
A ┌ にんにくのすりおろし……………………1片分
　│ 酢………………………………………大さじ2
　└ しょうゆ……………………………大さじ1と½
サラダ油…………………………………小さじ2

1 鶏肉は全体にフォークで穴をあける。ポリ袋に**A**を入れて混ぜ、鶏肉を加えてもみ込み、冷蔵室に15分ほどおく。

2 フライパンにサラダ油を中火で熱し、**1**を漬けだれごと入れる。水¼カップ（分量外）を加え、ふたをして両面とも蒸し焼きにする。

鶏もも肉

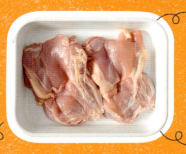

1品の使いきり分量
皮なし小2枚
（1枚約200g）

皮なし100gあたり
127kcal・糖質0g

鮮度の見分け方
表面に張りがあって、きれいなピンク色のものを。赤っぽい水分が出ているものは避けて。

やせるレシピのヒミツ

皮つきだと100g204kcalですが、皮を除くと127kcalと、グンと低くなります。糖質は0g、たんぱく源となるため、ダイエット中も積極的にとりましょう。

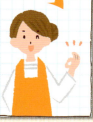

作りおきテク

☑ **皮はかならず取り除いて**
もも肉は皮を取り除くだけで、カロリーも脂質もグンとダウン！　肉にコクとうまみがあるので、おいしさはそのまま。

☑ **炒めものは油を少なめに**
鶏肉からも脂が出るので、フッ素加工のフライパンを使えば、炒め油は小さじ2程度と少なめでOK。水分を加えて炒め煮にすると、しっとり仕上がる。

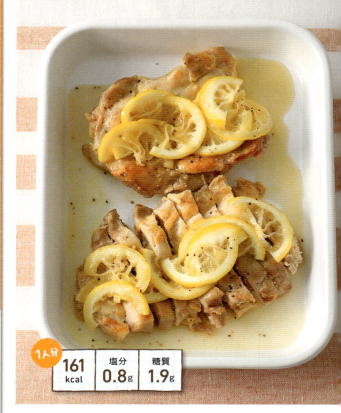

1人分 161kcal　塩分0.8g　糖質1.9g

冷蔵3〜4日　冷凍3週間　レンジ解凍　20分

さわやかな酸味で、やみつきのおいしさ

チキンのレモンペッパーソテー

材料（4人分）

鶏もも肉（皮なし）	小2枚（400g）
塩	小さじ½
粗びき黒こしょう	少々
レモン	1個
オリーブ油	小さじ2

1 鶏肉は塩、粗びき黒こしょうをふる。レモンは半分に切り、半分は果汁を絞り、残りは薄い半月切りにする。

2 フライパンにオリーブ油を中火で熱し、鶏肉を焼く。両面に焼き色がついたら水¼カップ（分量外）を加え、ふたをして弱めの中火にし、水分がなくなるまで蒸し焼きにする。レモン、レモン汁を加え、汁けが半分くらいになるまで炒める。

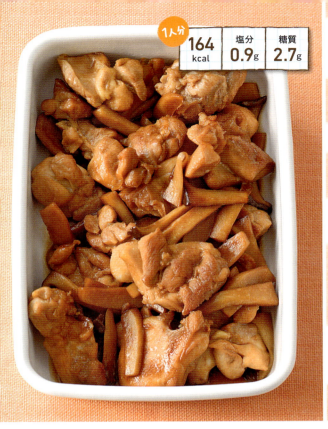

1人分 164 kcal　塩分 0.9g　糖質 2.7g

冷蔵3〜4日　冷凍3週間　レンジ解凍　15分

エリンギで食感とボリュームをプラスして

エリンギ入り照り焼きチキン

材料（4人分）

鶏もも肉（皮なし）……………小2枚（400g）
エリンギ………………………1パック（100g）
A ┌ 水…………………………………¼カップ
　│ しょうゆ………………………………大さじ1
　│ 酒………………………………………小さじ2
　└ 砂糖……………………………………小さじ2
サラダ油…………………………………小さじ2

1 鶏肉はひと口大に切る。エリンギは短冊切りにする。
2 フライパンにサラダ油を中火で熱し、鶏肉を炒める。焼き色がついたら、エリンギを加えてサッと炒める。Aを加えて混ぜ、汁けが少なくなるまで炒め煮にする。

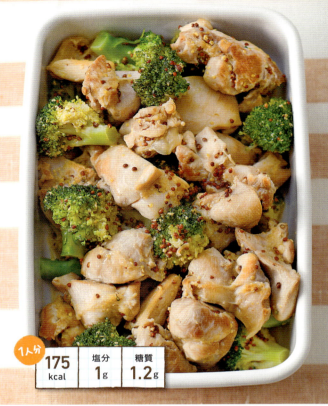

1人分 175 kcal　塩分 1g　糖質 1.2g

冷蔵3〜4日　冷凍3週間　レンジ解凍　15分

水分を加えて、しっとり炒め煮に

鶏とブロッコリーのマスタード炒め

材料（4人分）

鶏もも肉（皮なし）……………小2枚（400g）
ブロッコリー………………………1株（150g）
塩……………………………………小さじ¼
こしょう……………………………………少々
A ┌ 水…………………………………大さじ5
　│ 粒マスタード…………………………小さじ4
　└ 薄口しょうゆ…………………………小さじ1
オリーブ油………………………………小さじ2

1 鶏肉は小さめのひと口大に切り、塩、こしょうをふる。ブロッコリーは小房に分け、縦半分に切る。
2 フライパンにオリーブ油を中火で熱し、鶏肉を炒める。焼き色がついたら、ブロッコリーを加えてサッと炒め、Aを加えて水分がなくなるまで炒め煮にする。

95

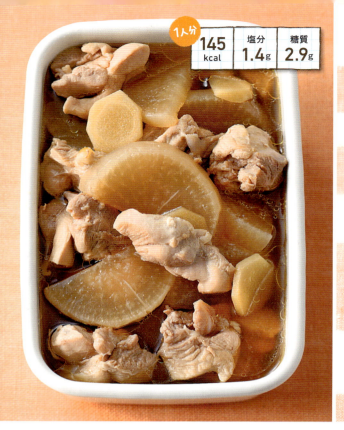

1人分 145 kcal 塩分 1.4g 糖質 2.9g

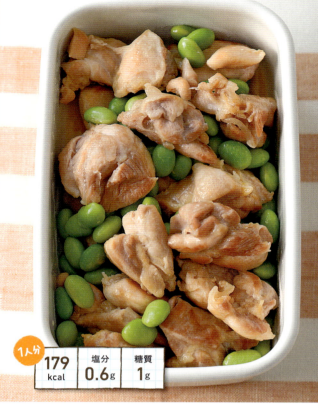

1人分 179 kcal 塩分 0.6g 糖質 1g

冷蔵3〜4日　冷凍3週間　レンジ解凍　25分

保存は煮汁ごと。味がしみておいしくなります

鶏と大根の中華煮

材料（4人分）

鶏もも肉（皮なし）	小2枚（400g）
大根	8cm分
しょうがの薄切り	1かけ分
A［水	2カップ
鶏ガラスープの素	小さじ2］
B［オイスターソース	小さじ2
しょうゆ	小さじ1］

1 鶏肉はひと口大に切る。大根は1cm厚さの半月切りにする。

2 鍋に大根、しょうが、**A**を入れて煮立て、大根が透き通ってきたら鶏肉を加える。再び煮立ったらアクを取り、**B**を加えて混ぜる。弱めの中火にし、落としぶたをして7〜10分煮る。

冷蔵3〜4日　冷凍3週間　レンジ解凍　20分

プリプリの肉と豆の食感のバランスが◎

鶏と枝豆の塩炒め

材料（4人分）

鶏もも肉（皮なし）	小2枚（400g）
枝豆	40さや
塩	小さじ1/3
A［水	大さじ2
酒	大さじ1］
ごま油	小さじ2

1 鶏肉はひと口大に切り、塩をふる。枝豆はゆでてさやから豆を取り出す。

2 フライパンにごま油を中火で熱し、鶏肉を炒める。焼き色がついたら、枝豆、**A**を加え、水分がなくなるまで炒める。

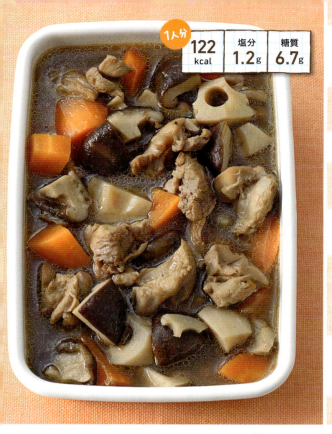

1人分 122 kcal　塩分 1.2g　糖質 6.7g

冷蔵3〜4日　冷凍3週間　レンジ解凍　25分

野菜多めで飽きのこない味わい

さっぱり筑前煮

材料（4人分）

鶏もも肉（皮なし）	小1枚（200g）
れんこん	100g
にんじん	大½本
しいたけ	4枚
だし汁	1と½カップ
A しょうゆ	大さじ1と½
みりん	小さじ1
サラダ油	小さじ2

1 鶏肉は小さめのひと口大に切る。れんこん、にんじんは乱切りにする。しいたけは軸を取り、4等分に切る。

2 <u>深めのフライパンにサラダ油を中火で熱し、鶏肉を炒める。</u>表面の色が変わったら、れんこん、にんじん、しいたけを加えて炒め、油が全体にまわったらだし汁を加える。煮立ったらアクを取り、**A**を加えて混ぜ、10分ほど煮る。

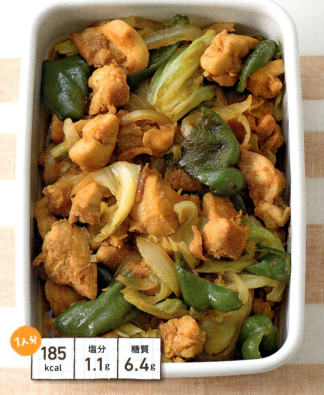

1人分 185 kcal　塩分 1.1g　糖質 6.4g

冷蔵3〜4日　冷凍3週間　レンジ解凍　20分

たれごと炒めるので作るのもラク！

ダッカルビ

材料（4人分）

鶏もも肉（皮なし）	小2枚（400g）
キャベツ	2枚
ピーマン	2個
玉ねぎ	½個
A にんにくのすりおろし	1片分
しょうがのすりおろし	½かけ分
しょうゆ	大さじ1
コチュジャン	小さじ2
酒	小さじ2
砂糖	小さじ1
ごま油	小さじ2

1 鶏肉は1cm厚さのひと口大に切る。キャベツはひと口大に切る。ピーマンは乱切りに、玉ねぎは薄切りにする。

2 ポリ袋に**A**を入れて混ぜ、鶏肉を加えてもみ込む。野菜を加えて全体に味をなじませる。

3 <u>フライパンにごま油を中火で熱し、2を漬けだれごと入れ、鶏肉に火が通るまで炒める。</u>

鶏ささみ

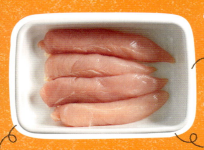

1品の使いきり分量
8本(1本約50g)

100gあたり
105kcal・糖質0g

鮮度の見分け方
淡くみずみずしいピンク色のものを選んで。張りと弾力があるものが新鮮。

やせるレシピのヒミツ

鶏肉の中でもっともたんぱく質が多く、脂肪がほとんどないので、やせるおかず向き。胸肉同様、加熱しすぎるとパサつくので、調理法にひと工夫を。

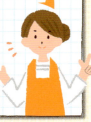

作りおきテク

☑ **筋を取り除く**
ささみには筋があり、食感がかたいので、調理前に取り除いて。

☑ **下味つけやコーティングでひと工夫**
パサつかないように、下味つけや加熱する前に酒や片栗粉などを使って、しっとり感をキープ。

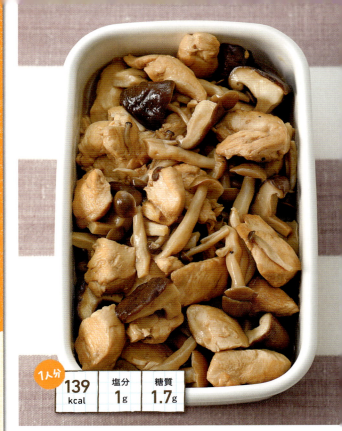

1人分 139kcal ／ 塩分 1g ／ 糖質 1.7g

冷蔵3～4日　冷凍3週間　レンジ解凍　20分

ポン酢しょうゆでさっぱりした味つけに

ささみときのこのポン酢炒め

材料（4人分）

鶏ささみ	8本(400g)
しめじ	1パック(100g)
しいたけ	4枚
A ┌ だし汁	大さじ4
└ ポン酢しょうゆ	大さじ4
サラダ油	小さじ2

1 鶏肉は筋を取り、ひと口大のそぎ切りにする。しめじは根元を落とし、小房に分ける。しいたけは軸を取り、4等分に切る。

2 フライパンにサラダ油を中火で熱し、鶏肉を炒める。表面の色が変わったら、きのこを加えてさらに炒める。ややしんなりとしたらAを加え、5分ほど炒め煮にする。

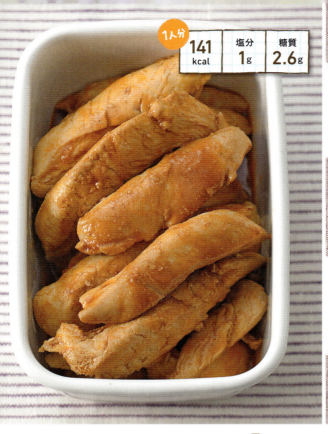

1人分 141 kcal　塩分 1g　糖質 2.6g

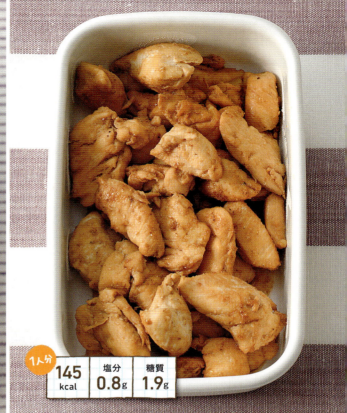

1人分 145 kcal　塩分 0.8g　糖質 1.9g

冷蔵 3〜4日　冷凍 3週間　レンジ解凍　15分

水分多めの炒め煮でしっとり仕上げに
バーベキューチキン

材料（4人分）
鶏ささみ	8本（400g）
白ワイン	大さじ1
A ┌ 水	½カップ
├ トマトケチャップ	大さじ2
└ しょうゆ	大さじ1
オリーブ油	小さじ2

1 鶏肉は筋を取り、縦半分に切る。ポリ袋に入れて白ワインを加え、もみ込む。冷蔵室に15分ほどおく。

2 フライパンにオリーブ油を中火で熱し、**1**を炒める。表面の色が変わったら**A**を加える。煮立ったら弱めの中火にし、ときどき混ぜながら汁けが少なくなるまで煮る。

冷蔵 3〜4日　冷凍 3週間　レンジ解凍　15分

ごまの風味豊か。さめてもおいしい
ごまだれチキン

材料（4人分）
鶏ささみ	8本（400g）
酒	小さじ2
A ┌ 水	¼カップ
├ 白すりごま	大さじ1
├ しょうゆ	大さじ1
└ みりん	小さじ2
ごま油	小さじ2

1 鶏肉は筋を取り、ひと口大のそぎ切りにする。ポリ袋に入れて酒を加え、もみ込む。

2 フライパンにごま油を中火で熱し、**1**を炒める。表面の色が変わったら**A**を加え、ときどき混ぜながら汁けが少なくなるまで炒め煮にする。

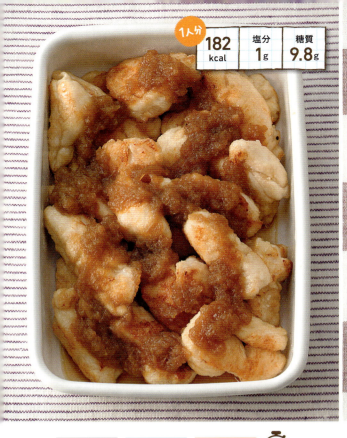

1人分 182 kcal　塩分 1g　糖質 9.8g

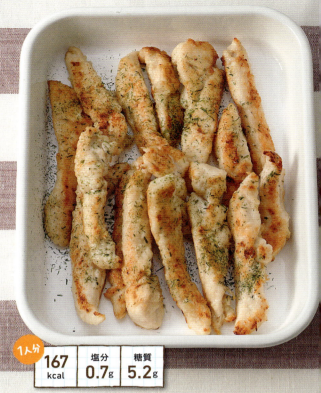

1人分 167 kcal　塩分 0.7g　糖質 5.2g

冷蔵3~4日　冷凍3週間　レンジ解凍　25分

片栗粉コーティングで味がからむ！

チキンの和風オニオンソース

材料（4人分）

鶏ささみ……………… 8本（400g）
A ┌ めんつゆ（3倍濃縮）… 小さじ2
　└ 酒 ………………… 小さじ2
玉ねぎのすりおろし … 1/2個分
B ┌ めんつゆ（3倍濃縮）… 大さじ1
　│ 水 ………………… 大さじ1
　│ 酢 ………………… 小さじ2
　└ しょうゆ ………… 小さじ1
片栗粉 ………………… 大さじ3
サラダ油 ……………… 大さじ1

1 鶏肉は筋を取り、3等分のそぎ切りにする。ポリ袋に入れて**A**を加え、もみ込む。冷蔵室に15分ほどおく。
2 小鍋に玉ねぎ、**B**を入れて火にかけ、5分ほど煮る。
3 **1**の水けをきり、片栗粉を薄くまぶす。フライパンにサラダ油を中火で熱し、鶏肉を両面焼く。保存容器に入れて**2**をかける。

冷蔵3~4日　冷凍3週間　レンジ解凍　20分

小麦粉をまぶせば、焼いてもしっとり

ささみのやわらか焼きのり塩味

材料（4人分）

鶏ささみ……………… 8本（400g）
A ┌ にんにくのすりおろし
　│ ………………………… 1片分
　│ 酒 ………………… 大さじ1
　│ 薄口しょうゆ …… 小さじ1
　└ 塩 ………………… 小さじ1/8
小麦粉 ………………… 大さじ3
塩 ……………………… 小さじ1/6
青のり ………………… 小さじ1
サラダ油 ……………… 大さじ1

1 鶏肉は筋を取り、縦半分に切る。ポリ袋に**A**を入れて混ぜ、鶏肉を加えてもみ込む。冷蔵室に15分ほどおく。
2 **1**の水けをきり、小麦粉を薄くまぶす。
3 フライパンにサラダ油を中火で熱し、**2**を両面焼く。塩、青のりを全体にふる。

100

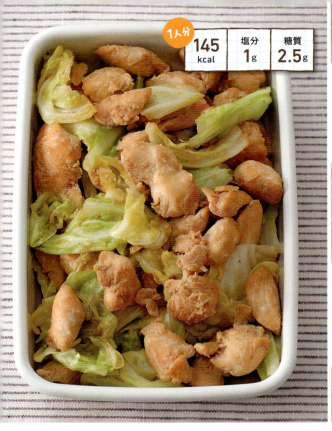

| 1人分 | 145 kcal | 塩分 1g | 糖質 2.5g |

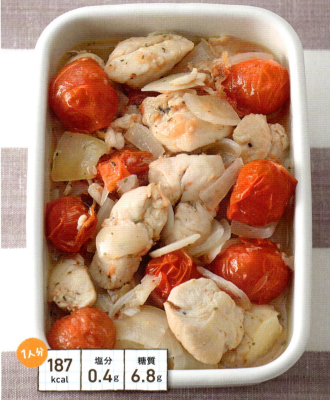

| 1人分 | 187 kcal | 塩分 0.4g | 糖質 6.8g |

冷蔵3〜4日　冷凍3週間　レンジ解凍　20分

しょうがたっぷりで、体を温めます！

ささみとキャベツのしょうが炒め

材料（4人分）

鶏ささみ	8本（400g）
キャベツ	4枚（約¼個）
A しょうがのすりおろし	1かけ分
しょうゆ	小さじ4
酒	小さじ2
サラダ油	小さじ2

1 鶏肉は筋を取り、2cm厚さのそぎ切りにする。ポリ袋に**A**を入れて混ぜ、鶏肉を加えてもみ込む。冷蔵室に15分ほどおく。

2 キャベツはひと口大に切る。

3 フライパンにサラダ油を中火で熱し、**1**を漬けだれごと入れて炒める。肉に火が通ったら、**2**を加えてさらに炒める。

冷蔵3〜4日　冷凍3週間　レンジ解凍　25分

煮汁につけて保存すれば、しっとり感キープ

チキンのハーブワイン煮

材料（4人分）

鶏ささみ	8本（400g）	にんにくの薄切り	1片分
A 塩	小さじ¼	B 白ワイン	½カップ
粗びき黒こしょう	少々	乾燥タイム	小さじ½
玉ねぎ	½個	塩	適量
ミニトマト	20個	オリーブ油	大さじ1

1 鶏肉は筋を取って3等分のそぎ切りにし、**A**をふる。玉ねぎは2cm角に切り、ミニトマトはへたを取る。

2 鍋ににんにく、オリーブ油を入れて弱火で熱し、香りが出てきたら中火にして鶏肉を焼く。両面の色が変わったら、玉ねぎを加えてサッと炒める。

3 **B**を加えて煮立ったら弱火にし、ふたをしてときどき混ぜながら10分ほど煮る。ミニトマトを加え、2〜3分煮る。好みで塩で味をととのえる。

101

鶏ひき肉

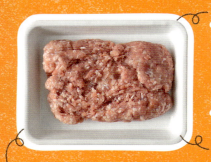

1品の使いきり分量 300g

100gあたり 186kcal・糖質0g

鮮度の見分け方 色が明るく鮮やかで、汁（ドリップ）がないものを選んで。

やせるレシピのヒミツ

鶏ひき肉は、ひき肉の中ではいちばん低カロリー。いろんな部位をミックスしていることが多いのですが、選べるなら胸肉。カロリーを抑えることができます。

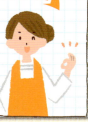

作りおきテク

☑ **肉だねはしっかり練って**
粘りが出るまでよく練り混ぜ、手のひらに打ちつけて空気を抜きながらまとめて。時間がたってもおいしさキープ。

☑ **炒めものは野菜と合わせて**
ひき肉だけだと、どうしてもボリューム不足になるので、野菜を合わせて満足感をアップ。

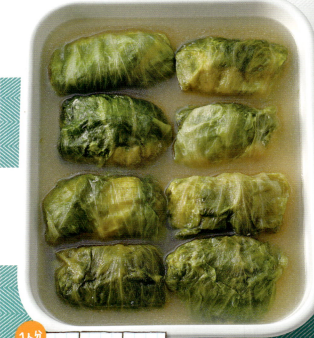

1人分 174kcal 塩分1.7g 糖質2.5g

冷蔵3～4日　冷凍3週間　レンジ解凍　25分

レタスのシャキッとした食感がおいしい！

ロールレタス

材料（4人分）

鶏ひき肉	300g
レタス	大8枚
玉ねぎのみじん切り	1/4個分

A
- 溶き卵……1個分
- 塩……小さじ1/2
- こしょう……少々

B
- 水……2カップ
- 鶏ガラスープの素……大さじ1

1 レタスは熱湯でややしんなりとするまでゆでる。冷水で冷やして水けをきり、ペーパータオルで拭く。

2 ボウルにひき肉、玉ねぎ、Aを入れて練り混ぜ、8等分にして俵形に丸める。

3 1を広げて2を手前にのせ、左右を折りたたんで巻いて包み、つま楊枝でとめる。同様に8個作る。

4 鍋（3がすき間なく並べられるもの）に3の巻き終わりを下にして並べ、Bを加えて中火にかける。煮立ったら弱めの中火にし、ふたをして10分ほど煮る。

102

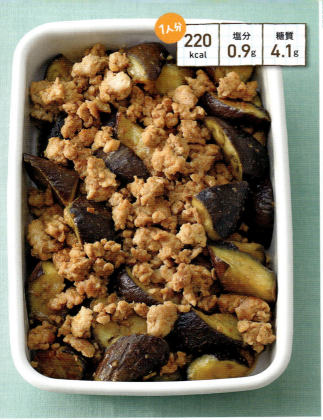

1人分 220 kcal 塩分 0.9g 糖質 4.1g

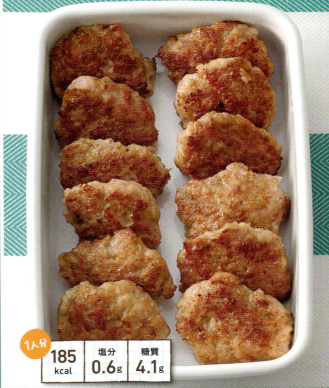

1人分 185 kcal 塩分 0.6g 糖質 4.1g

| 冷蔵3〜4日 | 冷凍3週間 | レンジ解凍 | 15分 |

なすが油を吸いすぎないよう、油の量は守って！

なすの肉みそ炒め

材料（4人分）

鶏ひき肉	300g
なす	4本
A　水	大さじ2
みそ	大さじ1と1/2
酒	小さじ2
砂糖	小さじ1
サラダ油	大さじ1と1/2

1 なすは乱切りにする。**A**は混ぜ合わせる。

2 フライパンにサラダ油を中火で熱し、ひき肉を炒める。ポロポロになったら、なすを加えてさらに炒める。なすがしんなりとしたら火を弱め、**A**を加えてからめながら炒める。

| 冷蔵3〜4日 | 冷凍3週間 | レンジ解凍 | 15分 |

長いもをつなぎにすると、食べるときまでふわふわ！

ふわふわつくね

材料（4人分）

長いも	50g
A　鶏ひき肉	300g
片栗粉	小さじ1
みそ	大さじ1
サラダ油	小さじ2

1 長いもはボウルにすりおろし、**A**を加えて練り混ぜる。

2 フライパンにサラダ油を中火で熱し、**1**を大きめのスプーンですくって丸くのせる。両面に焼き色がつくまで焼く。

豚ロース薄切り肉

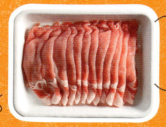

1品の使いきり分量
250g

100gあたり
263kcal・糖質0.2g

鮮度の見分け方 赤身部分はきれいなピンク色で、脂身は白くキメの細かいものを。

やせるレシピのヒミツ

ロース自体はもも肉よりもカロリーはありますが、バラ肉よりは低いので、使い方次第。野菜の割合を多めにすると、満足感のあるおかずに!

作りおきテク

☑ **先に肉を炒めて脂を出す**
野菜が多くても、先に豚肉を炒めて脂を出せば、少なめの炒め油で十分。カロリーも抑えられる。

☑ **香味野菜やスパイスでパンチを出して**
にんにくやしょうが、カレー粉などを加えて調味すれば、時間がたってもしっかりおいしい。

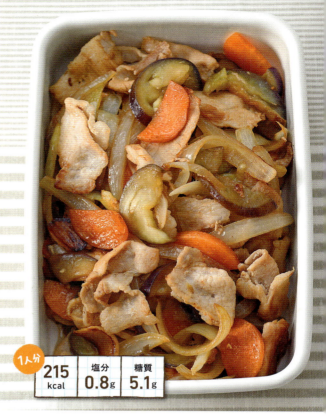

| 1人分 | 215kcal | 塩分0.8g | 糖質5.1g |

冷蔵3〜4日　冷凍3週間　レンジ解凍　20分

時間がたってもおいしいにんにく風味

野菜たっぷりスタミナ炒め

材料（4人分）

豚ロース薄切り肉……250g	こしょう……少々
なす……2本	にんにくの薄切り……2片分
にんじん……大¼本	しょうゆ……小さじ2
玉ねぎ……½個	サラダ油……小さじ2
塩……小さじ¼	

1 豚肉はひと口大に切り、塩、こしょうをふる。なすは斜め半月切りにする。にんじんは半月切りに、玉ねぎはくし形切りにする。

2 フライパンにサラダ油、にんにくを入れて弱火にかけ、香りが出てきたら中火にして豚肉を炒める。肉に火が通ったら、なす、にんじん、玉ねぎを加えてさらに炒める。野菜に火が通ったら、しょうゆを回し入れる。

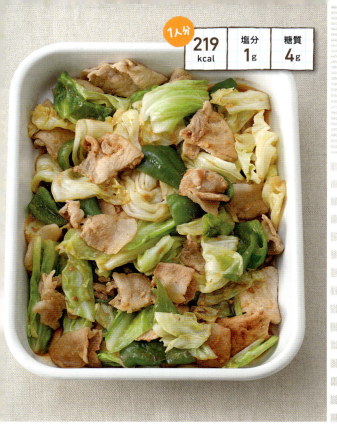

1人分 219kcal 塩分1g 糖質4g

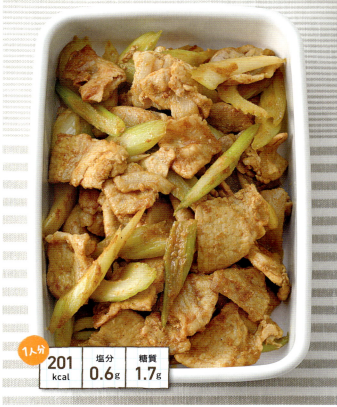

1人分 201kcal 塩分0.6g 糖質1.7g

冷蔵3〜4日　冷凍3週間　レンジ解凍　15分

豚肉の定番もやせるおかずに

ホイコーロー

材料（4人分）
豚ロース薄切り肉	250g
キャベツ	4枚（約¼個）
ピーマン	2個
A にんにくのみじん切り	½片分
しょうがのみじん切り	½かけ分
ごま油	小さじ2
B みそ	大さじ1と½
水	大さじ1
酒	小さじ2
しょうゆ	小さじ½
一味唐辛子・こしょう	各少々

1 豚肉、キャベツはひと口大に切る。ピーマンは乱切りにする。**B**は混ぜ合わせる。

2 フライパンに**A**を入れて弱火にかけ、香りが出てきたら中火にして豚肉を炒める。火が通ったら、キャベツ、ピーマンを加えてさらに炒める。野菜がややしんなりしたら、**B**を加えて炒める。

冷蔵3〜4日　冷凍3週間　レンジ解凍　15分

シャキシャキの食感が新鮮！

豚とセロリのカレー炒め

材料（4人分）
豚ロース薄切り肉	250g
セロリ	2本
塩	小さじ¼
こしょう	少々
A カレー粉	小さじ2
酒	小さじ2
しょうゆ	小さじ1
オリーブ油	小さじ2

1 豚肉はひと口大に切り、塩、こしょうをふる。セロリは筋を取り、斜め切りにする。**A**は混ぜ合わせる。

2 フライパンにオリーブ油を中火で熱し、豚肉を炒める。肉に火が通ったら、セロリ、**A**を加えてさらに炒める。

豚もも薄切り肉

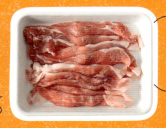

1品の使いきり分量
200〜300g

100gあたり
183kcal・糖質0.2g

鮮度の見分け方　赤身の部分の色が鮮やかでつやがあるもの。色がくすんだものは避けて。

やせるレシピのヒミツ

脂身が少なく、豚薄切り肉の中ではいちばん低カロリー。火を通してもかたくならないので、作りおきに積極的に取り入れて、やせる目標に向かって活用を。

作りおきテク

☑ **野菜を合わせてボリュームを出す**
野菜を合わせて、食べごたえをアップ。栄養のバランスもよくなる。

☑ **少しの油で満足感アップ**
さっぱりした肉なので、油を少量加えると、コクが加わり、時間がたってもおいしさをキープできる。

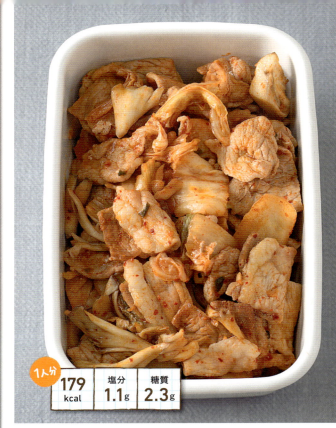

1人分　179kcal　塩分1.1g　糖質2.3g

冷蔵3〜4日　冷凍3週間　レンジ解凍　10分

ごま油とキムチでうまみアップ

豚キムチ

材料（4人分）

豚もも薄切り肉	300g
白菜キムチ	150g
塩	小さじ1/6
まいたけ	1パック（100g）
ごま油	小さじ2

1 豚肉はひと口大に切り、塩をふる。まいたけは小房に分ける。

2 フライパンにごま油を中火で熱し、豚肉を炒める。豚肉に火が通ったら、まいたけ、キムチを加えてさらに炒める。

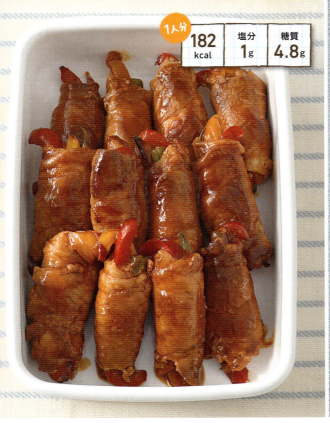

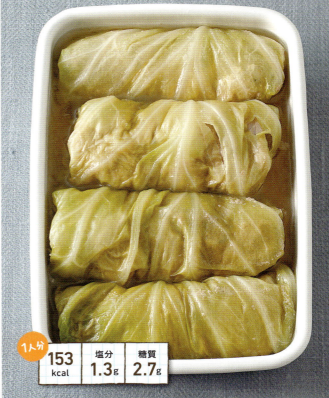

| 1人分 | 182 kcal | 塩分 1g | 糖質 4.8g |

| 1人分 | 153 kcal | 塩分 1.3g | 糖質 2.7g |

冷蔵3～4日 　冷凍3週間　 レンジ解凍　 20分

お弁当のおかずにもおすすめです

野菜の3色肉巻き

材料（4人分）

豚もも薄切り肉 ……………… 12枚（約300g）
さやいんげん ………………………… 6本
赤パプリカ …………………………… ½個
黄パプリカ …………………………… ½個
塩 …………………………………… 小さじ¼
こしょう …………………………………少々
A ┌ 水 …………………………………… 大さじ2
　│ トマトケチャップ …………… 大さじ2
　│ ウスターソース ……………… 小さじ1
　└ しょうゆ ……………………………小さじ1
サラダ油 …………………………… 小さじ2

1 いんげんは長さ半分に切る。パプリカは縦12等分に切る。

2 豚肉を広げて塩、こしょうをふり、**1**を等分にのせて手前から巻く。

3 フライパンにサラダ油を中火で熱し、**2**の巻き終わりを下にして入れ、転がしながら焼く。焼き色がついたら、Aを加えてからめる。

冷蔵3～4日 　冷凍3週間　 レンジ解凍　 25分

キャベツに肉をのせて巻き巻きするだけ！

簡単ロールキャベツ

材料（4人分）

豚もも薄切り肉 ……………… 12枚（約300g）
キャベツ …………………………… 大4枚
塩 …………………………………… 小さじ¼
こしょう …………………………………少々
A ┌ 水 ………………………………… 2と½カップ
　└ 顆粒コンソメ ………………… 大さじ1

1 キャベツは熱湯でしんなりとするまでゆでる。豚肉は塩、こしょうをふる。

2 キャベツ1枚の上に豚肉3枚を広げてのせ、左右を折りたたんできっちりと巻いて包み、つま楊枝でとめる。残りも同様に作る。

3 鍋（**2**がすき間なく並べられるもの）に**2**の巻き終わりを下にして並べ、Aを加えて火にかける。煮立ったらアクを取って弱めの中火にし、ふたをして10分ほど煮る。

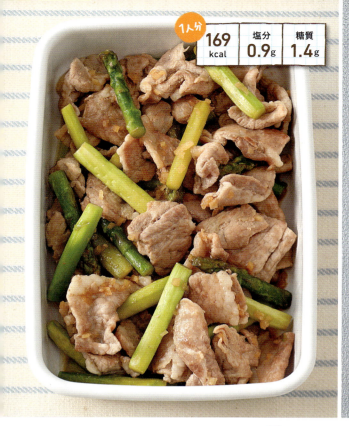

1人分 169 kcal　塩分 0.9g　糖質 1.4g

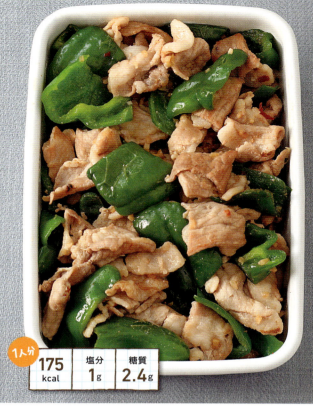

1人分 175 kcal　塩分 1g　糖質 2.4g

冷蔵3〜4日　冷凍3週間　レンジ解凍　15分

しょうがと酢をきかせて

豚肉とアスパラの さっぱり炒め

材料（4人分）

豚もも薄切り肉	300g
アスパラガス	8本
塩	小さじ¼
こしょう	少々
しょうがのみじん切り	1かけ分
A［ 酢	大さじ1
薄口しょうゆ	小さじ2
サラダ油	小さじ2

1 豚肉はひと口大に切り、塩、こしょうをふる。アスパラガスは根元を切り落とし、下側の薄皮をピーラーでむき、4等分に切る。

2 フライパンにサラダ油、しょうがを弱火で熱し、香りが出てきたら中火にして豚肉を炒める。肉に火が通ったら、アスパラガスを加えてサッと炒める。Aを加え、汁けが少なくなるまで炒める。

冷蔵3〜4日　冷凍3週間　レンジ解凍　15分

ピリリとした辛みで味を引き締めて

豚肉とピーマンの 辛み炒め

材料（4人分）

豚もも薄切り肉	300g
ピーマン	6個
塩	小さじ¼
A［ にんにくのみじん切り	1片分
ごま油	小さじ2
豆板醤	小さじ½
薄口しょうゆ	小さじ2

1 豚肉はひと口大に切り、塩をふる。ピーマンは乱切りにする。

2 フライパンにAを入れて弱火で熱し、香りが出てきたら中火にして豚肉を炒める。肉に火が通ったら、ピーマンを加えてさらに炒める。しょうゆを加えてからめる。

108

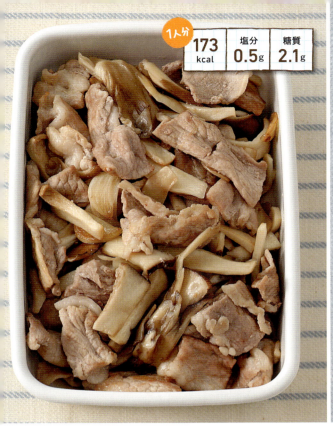

| 1人分 | 173 kcal | 塩分 0.5g | 糖質 2.1g |

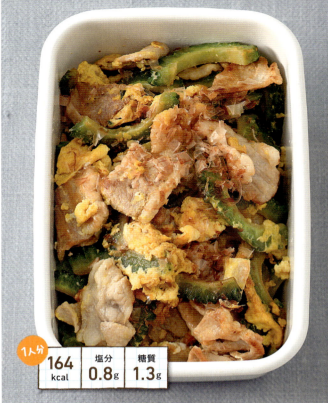

| 1人分 | 164 kcal | 塩分 0.8g | 糖質 1.3g |

冷蔵3〜4日　冷凍3週間　レンジ解凍　15分

きのこたっぷり。やみつきのおいしさ！

豚肉ときのこの塩ガーリック炒め

材料（4人分）
- 豚もも薄切り肉　300g
- エリンギ　1パック（100g）
- まいたけ　1パック（100g）
- 塩　適量
- にんにくの薄切り　2片分
- オリーブ油　小さじ2

1 豚肉はひと口大に切り、塩小さじ1/3をふる。エリンギは短冊切りにする。まいたけは小房に分ける。

2 フライパンにオリーブ油、にんにくを弱火で熱し、香りが出てきたら中火にして豚肉を炒める。肉に火が通ったらきのこを加えてさらに炒め、好みで塩適量で味をととのえる。

冷蔵3〜4日　冷凍NG　15分

おなじみのおかずをもも肉で

ゴーヤチャンプルー

材料（4人分）
- 豚もも薄切り肉　200g
- ゴーヤ　1本（200g）
- 塩　小さじ1/6
- 卵　2個
- A ｢ 酒　小さじ2
-   ｣ しょうゆ　小さじ2
- かつお節　1g
- サラダ油　小さじ2

1 豚肉はひと口大に切り、塩をふる。ゴーヤは縦半分に切って種とわたを取り、5mm厚さに切る。

2 フライパンにサラダ油を中火で熱し、豚肉を炒める。火が通ったら、ゴーヤを加えてさらに炒める。Aを加えサッと炒める。

3 溶いた卵を全体に回し入れ、ゆっくりと混ぜながら卵に火が通るまで炒める。保存容器に移し、かつお節をふる。

豚もも しゃぶしゃぶ肉

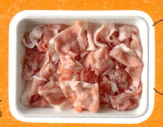

1品の使いきり分量
300g

100gあたり
183kcal・糖質0.2g

鮮度の見分け方　明るくきれいなピンク色で、張りとつやがあるものを選んで。

やせるレシピのヒミツ

もも薄切り肉同様、脂身が少なく低カロリー。薄くてすぐ火が通るので、調理も簡単です。糖質も低いので、安心してやせるおかずに活用できます。

作りおきテク

☑ **薄さを生かした調理を**
薄くて火を通してもかたくなりにくいので、蒸したりゆでたり、という調理にも向く。油を使わずにさっぱり味の作りおきおかずに。

☑ **野菜と合わせてボリュームを出す**
火を通すとかさが減るので、野菜を合わせてボリュームアップ。野菜不足を作りおきで補って。

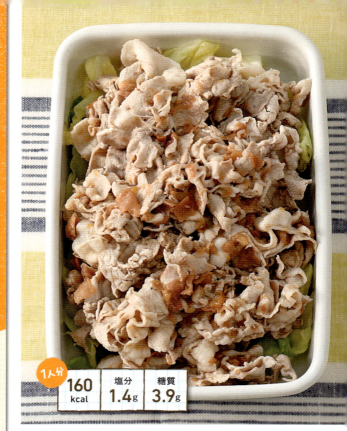

1人分　160kcal　塩分1.4g　糖質3.9g

冷蔵3～4日　冷凍3週間　レンジ解凍　20分

さっぱりサラダ感覚で食べられます

冷しゃぶ 梅肉だれ

材料（4人分）

豚ももしゃぶしゃぶ肉……300g
キャベツ……4枚（約¼個）
梅干し……中3個（正味30g）
A ┌ だし汁……大さじ2
　├ 酢……大さじ1
　└ 薄口しょうゆ……大さじ1

1 キャベツはひと口大に切る。熱湯でゆでて水けをしっかり絞り、保存容器に入れる。

2 梅干しは種を取り、細かく刻む。ボウルに入れ、Aを加え混ぜる。

3 熱湯で豚肉を少量ずつゆで、水けをきる。熱いうちに2のボウルに入れてあえ、1の上にのせる。

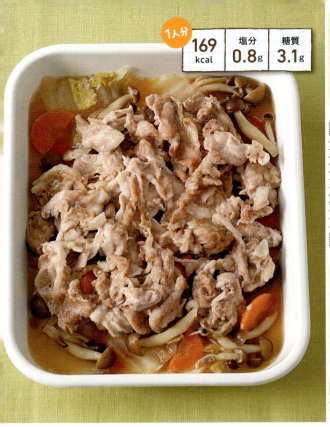

1人分 169kcal 塩分0.8g 糖質3.1g

冷蔵3〜4日　冷凍3週間　レンジ解凍　20分

肉のうまみがしみた野菜もおいしい

豚肉とたっぷり野菜の酒蒸し

材料（4人分）
豚ももしゃぶしゃぶ肉 …… 300g
白菜 …………………………… 2枚
しめじ ………………… 1パック(100g)
にんじん ………………………… 1/5本
A ┌ しょうがのすりおろし …… 1かけ分
　└ 薄口しょうゆ ……………… 大さじ1
酒 ……………………………… 1/4カップ
塩 ……………………………… 適量

1 ポリ袋にAを入れて混ぜ、豚肉を加えてもみ込む。

2 白菜の軸はひと口大のそぎ切りにし、葉はざく切りにする。しめじは根元を落とし、小房に分ける。にんじんは半月切りにする。

3 フライパンに白菜、しめじ、にんじんの順に入れ、1を全体に広げる。酒をふり入れてふたをし、中火で10分ほど蒸し焼きにする。好みで塩で味をととのえる。

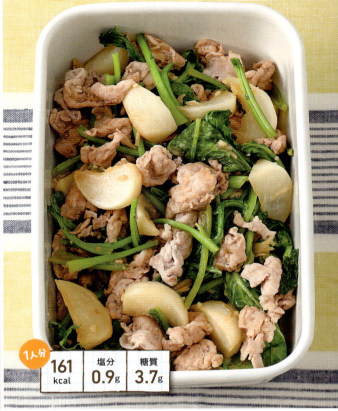

1人分 161kcal 塩分0.9g 糖質3.7g

冷蔵3〜4日　冷凍3週間　レンジ解凍　15分

にんにくとしょうがで風味豊かに

豚肉とかぶの香味炒め

材料（4人分）
豚ももしゃぶしゃぶ肉 ………………… 300g
かぶ ……………………………………… 4個
塩 ……………………………………… 小さじ1/4
A ┌ しょうがのみじん切り …………… 1かけ分
　└ にんにくのみじん切り …………… 1片分
ごま油 …………………………………… 小さじ2
B ┌ 酒 ………………………………… 小さじ2
　└ しょうゆ ………………………… 小さじ2

1 豚肉は塩をふる。かぶの根はくし形に切り、葉は4cm長さに切る。

2 フライパンにAを弱火で熱し、香りが出てきたら中火にし、豚肉、かぶの根を炒める。全体に火が通ったら、かぶの葉、Bを加えてさらに炒める。

豚 ヒレ肉

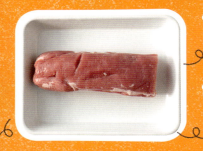

1品の使いきり分量
300〜400g

100gあたり
130kcal・糖質0.3g

鮮度の見分け方：淡い紅色でつやがあり、全体に締まった肉質のものを選んで。

やせるレシピのヒミツ

低カロリー、低糖質で、脂質も3.7g。脂肪が少ないのでパサつきそうというイメージですが、じつはとってもやわらか。広く活用できますよ！

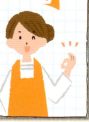

作りおきテク

☑ **ブロックの形を生かして**
ヒレ肉はブロックで売られていることがほとんどなので、かたまりのままゆでたり、ステーキ風にしたりと、ボリュームおかずに活用して。

☑ **料理に合わせて厚さを変えて**
加熱してもやわらかいので作りおき向き。厚さを変えて切れば、幅広い料理に使える。

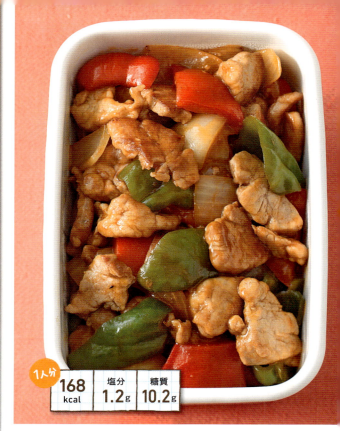

1人分
168kcal　塩分1.2g　糖質10.2g

冷蔵3〜4日　冷凍3週間　レンジ解凍　15分

揚げずに炒めるだけでヘルシーに

カラフル酢豚

材料（4人分）

豚ヒレ肉……300g	片栗粉……小さじ2
玉ねぎ……½個	┌トマトケチャップ……大さじ2
ピーマン……2個	│酢……大さじ2
赤パプリカ……1個	A しょうゆ……大さじ1
塩……小さじ⅛	└砂糖……小さじ2
こしょう……少々	サラダ油……小さじ2

1 豚肉は1cm厚さ、小さめのひと口大に切り、塩、こしょうをふって片栗粉を薄くまぶす。玉ねぎは3cm角に切る。ピーマン、パプリカは乱切りにする。Aは混ぜ合わせる。

2 フライパンにサラダ油を中火で熱し、豚肉、玉ねぎを入れて炒める。火が通ったらピーマン、パプリカを加えてサッと炒め、Aを加えてからめながら炒める。

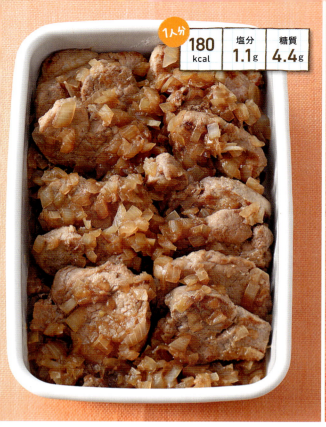

1人分 180kcal 塩分1.1g 糖質4.4g

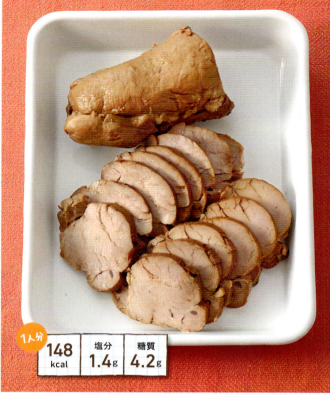

1人分 148kcal 塩分1.4g 糖質4.2g

| 冷蔵3〜4日 | 冷凍3週間 | レンジ解凍 | 15分 |

玉ねぎ効果で肉がしっとりやわらか！

豚ヒレステーキ オニオンソース

材料（4人分）

豚ヒレ肉	400g		赤ワイン	大さじ3
玉ねぎ	1個	A	水	大さじ2
塩	小さじ¼		薄口しょうゆ	大さじ1
こしょう	少々		オリーブ油	小さじ2

1 豚肉は1.5cm厚さに切り、塩、こしょうをふる。玉ねぎは⅔量をみじん切りにし、残りはすりおろす。

2 ポリ袋に豚肉、すりおろした玉ねぎを入れてさっくりと混ぜ、冷蔵室に30分ほどおく。

3 フライパンにオリーブ油を中火で熱し、2の玉ねぎを落とした豚肉を入れ、焼き色がつくまで両面焼く。みじん切りの玉ねぎを加えてサッと炒め、Aを加えて汁が少なくなるまでからめながら焼く。

| 冷蔵3〜4日 | 冷凍3週間 | レンジ解凍 | 35分 |

たれごと保存。食べるときに切り分けて

ゆで豚の はちみつしょうゆ漬け

材料（4人分）

豚ヒレ肉	400g		しょうゆ	大さじ2
A	長ねぎ（青い部分） 1本分	B	はちみつ	小さじ2
	しょうがの薄切り 1かけ分		酢	小さじ2

1 豚肉は長さ半分に切る。長ねぎはぶつ切りにする。

2 鍋にたっぷりの水、Aを入れて火にかけ、沸騰したら豚肉を入れる。ふたをして20〜25分、火が通るまで煮る（竹串を刺して、透明の肉汁が出てきたらOK）。

3 耐熱のポリ袋にBを加えて混ぜる。熱いうちに2の水けをきり、ポリ袋に入れて手でもみ込む。空気を抜いて口を閉じ、ときどき転がして調味料をからめながら粗熱を取る。冷蔵室で3時間以上漬ける。

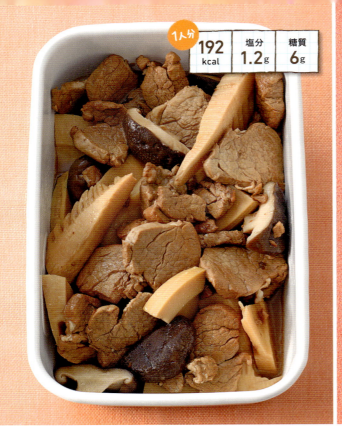

1人分 192 kcal　塩分 1.2g　糖質 6g

冷蔵3~4日　冷凍NG　20分

たけのことしいたけでボリュームアップ

豚ヒレの黒酢煮

材料（4人分）

豚ヒレ肉	400g
塩	小さじ⅛
こしょう	少々
水煮たけのこ	200g
しいたけ	4枚

A
水	¾カップ
黒酢	½カップ
しょうゆ	大さじ1と½
砂糖	小さじ2

ごま油　小さじ2

1 豚肉は1cm厚さに切り、塩、こしょうをふる。たけのこは穂先をくし形切り、根元は1cm厚さのいちょう切りにする。しいたけは軸を取り、半分に切る。

2 フライパンにごま油を中火で熱して豚肉を炒め、火が通ったらたけのこ、しいたけを加えてサッと炒める。**A**を加え、ときどき混ぜながら煮汁が半分くらいになるまで煮る。

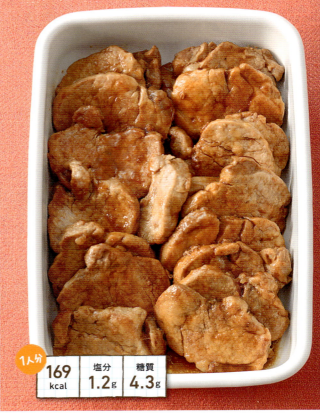

1人分 169 kcal　塩分 1.2g　糖質 4.3g

冷蔵3~4日　冷凍3週間　レンジ解凍　10分

小麦粉をまぶすと、味がよくからみます

トンテキ

材料（4人分）

豚ヒレ肉	400g
塩	小さじ⅛
小麦粉	小さじ2

A
水	大さじ2
ウスターソース	大さじ2
しょうゆ	小さじ1
砂糖	小さじ1

サラダ油　小さじ2

1 豚肉は1cm厚さに切り、塩をふって小麦粉を薄くまぶす。

2 フライパンにサラダ油を中火で熱し、**1**を焼く。両面に焼き色がついたら**A**を加え、とろみがつくまで煮る。

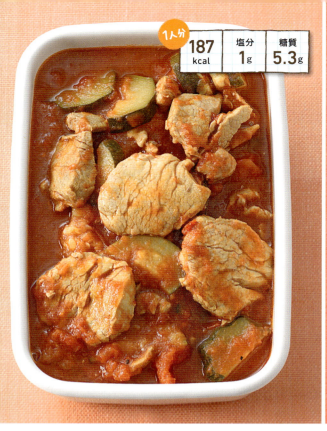

1人分 187 kcal　塩分 1g　糖質 5.3g

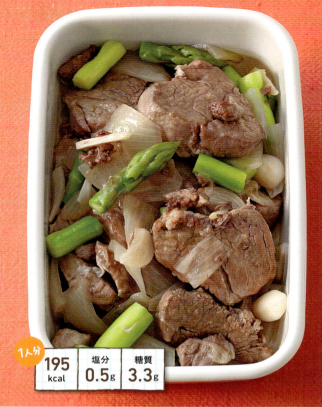

1人分 195 kcal　塩分 0.5g　糖質 3.3g

冷蔵3〜4日　冷凍3週間　レンジ解凍　30分

相性のいいカレー粉とトマトを合わせて

豚ヒレとズッキーニの スパイシートマト煮

材料（4人分）

豚ヒレ肉 …………… 400g	カットトマト缶 …… 1缶(400g)
ズッキーニ ………… 1本	カレー粉 ………… 小さじ2
塩 ……………… 小さじ¼	A 顆粒コンソメ …… 小さじ2
にんにくの薄切り …… 1片分	粗びき黒こしょう … 少々
	オリーブ油 ……… 小さじ2

1 豚肉は1cm厚さに切り、塩をふる。ズッキーニは1cm厚さの半月切りにする。

2 深めのフライパンにオリーブ油、にんにくを弱火で熱し、香りが出てきたら中火にし、豚肉を入れて表面の色が変わるまで炒める。ズッキーニを加えてサッと炒め、Aを加える。煮立ったら弱火にし、ふたをして15分ほど煮る。

冷蔵3〜4日　冷凍3週間　レンジ解凍　30分

食べごたえ満点！　ワインのおつまみにも

豚ヒレの赤ワイン煮

材料（4人分）

豚ヒレ肉 …………… 400g	アスパラガス ……… 4本
A 塩 ……………… 小さじ⅓	にんにくの薄切り …… 1片分
こしょう ………… 少々	赤ワイン ………… ½カップ
玉ねぎ …………… ½個	塩 ………………… 適量
	オリーブ油 ……… 大さじ1

1 豚肉は2cm厚さに切り、Aをふる。玉ねぎは3cm角に切る。アスパラガスは根元を切り落とし、下側の薄皮をピーラーでむいて3cm長さに切る。

2 鍋ににんにく、オリーブ油を入れて弱火で熱し、香りが出てきたら中火にして豚肉を焼く。両面に焼き色がついたら、玉ねぎを加えてサッと炒める。赤ワインを加えてひと煮立ちしたら弱火にし、ふたをして15分ほど煮る。

3 アスパラガスを加え、火が通ったら好みで塩で味をととのえる。

豚ひき肉

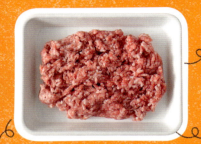

1品の使いきり分量
200〜250g

100gあたり
236kcal・糖質0.1g

鮮度の見分け方　鮮やかでつやのあるピンク〜赤色で汁（ドリップ）がないものを選んで。

やせるレシピのヒミツ

糖質は低め。いろんな部位をミックスしていることが多いひき肉ですが、選べるならなるべく赤身の多いものが◎。脂質が低く、カロリーダウンできます。

作りおきテク

☑ **野菜を上手に組み合わせて**
野菜をたっぷり合わせてボリュームアップ。

☑ **味つけはしっかりめに**
火を通す前に下味をつけたり、調味の際には少ししっかりめの味つけにして保存性を高めて。

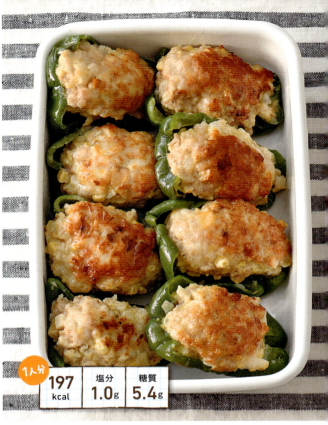

1人分　197kcal　塩分1.0g　糖質5.4g

冷蔵3〜4日　冷凍3週間　レンジ解凍　25分

トマトケチャップをつけてどうぞ

ピーマンの肉詰め

材料（4人分）

豚ひき肉……200g	A[溶き卵……1個分
ピーマン……4個	パン粉……大さじ3
エリンギ……1パック（100g）	塩……小さじ2/3
玉ねぎ……1/4個	こしょう……少々
小麦粉……大さじ1	
サラダ油……小さじ2	

1 ピーマンは縦半分に切って、へたと種を取る。エリンギ、玉ねぎはみじん切りにする。

2 ボウルにひき肉、エリンギ、玉ねぎ、Aを入れ、練り混ぜる。

3 ピーマンの内側に小麦粉をしっかりまぶし、8等分にした2を詰め、肉の表面にも小麦粉をまぶす。

4 フライパンにサラダ油を熱し、3の肉側を下にして焼く。焼き色がついたら裏返し、水1/4カップ（分量外）を加え、煮立ったら弱めの中火にしてふたをする。5分ほど蒸し焼きにしたら、ふたを取って水けをとばす。

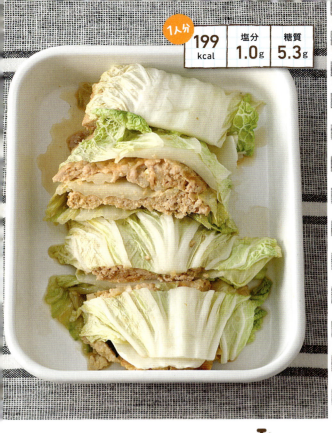

1人分 199 kcal　塩分 1.0g　糖質 5.3g

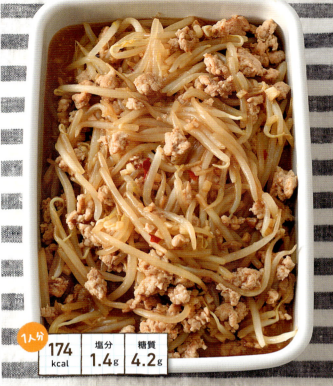

1人分 174 kcal　塩分 1.4g　糖質 4.2g

冷蔵3〜4日　冷凍3週間　レンジ解凍　20分

ポン酢しょうゆやしょうゆをかけても

白菜とひき肉の重ね蒸し

材料（4人分）

- 豚ひき肉……250g
- 白菜……3枚
- 塩……小さじ¼
- A
  - 玉ねぎのみじん切り……¼個分
  - しょうがのすりおろし……1かけ分
  - 溶き卵……1個分
  - みそ……大さじ1
  - 片栗粉……大さじ1

1 白菜は横半分に切り、塩をまぶす。
2 ボウルにひき肉、Aを入れ、練り混ぜる。
3 大きめの耐熱皿に1の⅓量をのせ、片栗粉を薄くまぶす。2の半量をのせて広げ、片栗粉を薄くまぶす。同様に、白菜、残りの2、白菜の順に重ねる。
4 ラップをかけ、電子レンジ（600W）で7〜10分加熱する。4等分に切り分ける。

冷蔵3日　冷凍NG　15分

肉のかたまりを残して食べごたえをアップ

麻婆もやし

材料（4人分）

- 豚ひき肉……200g
- もやし……400g
- A
  - しょうがのみじん切り……1かけ分
  - にんにくのみじん切り……1片分
  - ごま油……小さじ2
  - 豆板醤……小さじ½
- B
  - 水……½カップ
  - みそ……大さじ1
  - 片栗粉……大さじ½
  - しょうゆ……小さじ2
  - 鶏ガラスープの素……小さじ½

1 Bは混ぜ合わせる。
2 フライパンにAを弱火で熱し、香りが出てきたら中火にしてひき肉を炒める。ボロボロになったら、もやしを加えてサッと炒める。Bを混ぜながら加え、とろみが出るまで混ぜながら煮る。

牛もも薄切り肉

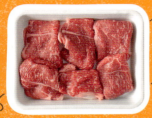

鮮度の見分け方

1品の使いきり分量
200〜300g

100gあたり
国産牛209kcal・糖質0.4g

全体につやがあり、赤身が多くて濃い赤色のものを。脂身は乳白色のものがうまみがある。

やせるレシピのヒミツ

もも肉は牛肉の中で脂質が少なく低カロリー。火を通すとかためになりますが、薄切り肉ならそれも気になりません。炒めものなどで活用しましょう。

 作りおきテク

- [x] **油分を少し加える調理で**
  脂肪分が少ないもも肉は、炒めものなど、ほんの少し油分を加える調理で、時間がたってもおいしさをキープ!

- [x] **小さめに切って**
  大きめに切ると時間がたったときに乾燥が気になりがち。小さめに切って調理を。

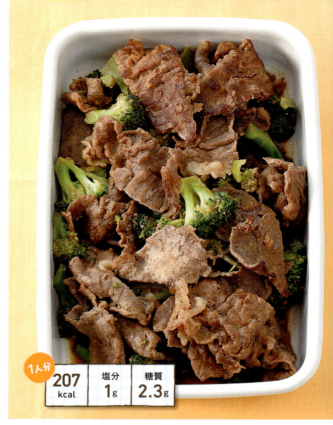

1人分 207kcal ／ 塩分 1g ／ 糖質 2.3g

冷蔵3〜4日 ／ 冷凍3週間 ／ レンジ解凍 ／ 15分

ブロッコリーは小さめに切ってなじませて

牛肉とブロッコリーのみそ炒め

材料（4人分）
牛もも薄切り肉……300g
ブロッコリー……1株(150g)
塩……小さじ1/6
A｜水……大さじ3
　｜酒……大さじ1
　｜みそ……大さじ1
　｜みりん……小さじ1
　｜しょうゆ……小さじ1
サラダ油……小さじ2

1 牛肉はひと口大に切り、塩をふる。ブロッコリーは小房に分け、縦半分に切る。Aは混ぜ合わせる。

2 フライパンにサラダ油を中火で熱し、牛肉、ブロッコリーを炒める。肉に火が通ったら、Aを加えてからめながら、汁けが少なくなるまで炒める。

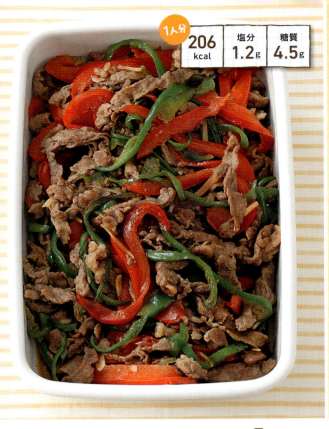

1人分 206 kcal ／ 塩分 1.2g ／ 糖質 4.5g

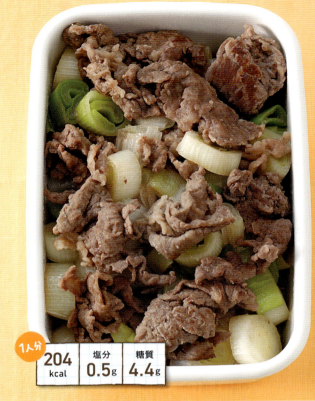

1人分 204 kcal ／ 塩分 0.5g ／ 糖質 4.4g

冷蔵3〜4日　冷凍3週間　レンジ解凍　 15分

カラフルな彩りでお弁当にも◎
チンジャオロースー

材料（4人分）

牛もも薄切り肉	300g
ピーマン	3個
赤パプリカ	1個
にんにくのせん切り	1片分
A　オイスターソース	大さじ1
しょうゆ	小さじ2
酒	小さじ2
ごま油	小さじ2

1 <u>牛肉は1㎝幅の細切りにする。</u>ピーマン、パプリカは細切りにする。

2 <u>フライパンにごま油、にんにくを入れて弱火にかけ、</u>香りが出てきたら中火にして牛肉を炒める。肉に火が通ったら、ピーマン、パプリカを加えてさらに炒める。野菜がややしんなりとしたら、Aを加えてからめる。

冷蔵3〜4日　冷凍3週間　レンジ解凍　 15分

長ねぎたっぷり。おつまみにもおすすめ
牛肉のねぎ塩炒め

材料（4人分）

牛もも薄切り肉	300g
A　にんにくのすりおろし	1片分
酒	小さじ2
塩	小さじ⅓
長ねぎ	3本
塩	適量
ごま油	小さじ2

1 牛肉はひと口大に切る。ポリ袋に**A**を入れて混ぜ、牛肉を加えてもみ込む。長ねぎは1㎝厚さの輪切りにする。

2 <u>フライパンにごま油を中火で熱し、牛肉を炒める。</u>肉に半分程度火が通ったら長ねぎを加えて炒め、好みで塩で味をととのえる。

119

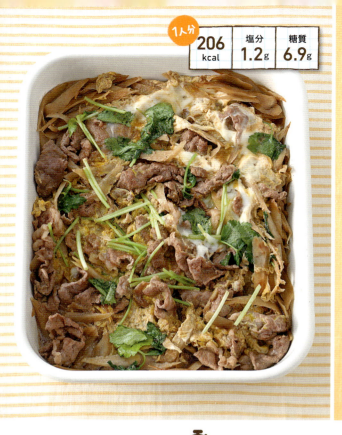

1人分 206 kcal　塩分 1.2g　糖質 6.9g

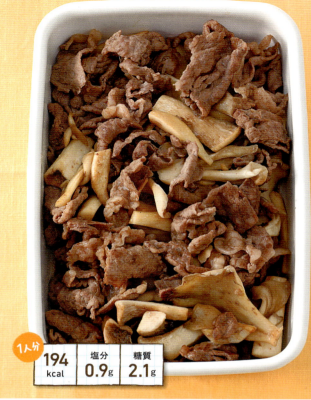

1人分 194 kcal　塩分 0.9g　糖質 2.1g

冷蔵3日　冷凍NG　20分

煮汁ごと保存するとしっとりやわらか

牛肉とごぼうの柳川風

材料（4人分）
牛もも薄切り肉……… 200g
ごぼう…………………… 1本
三つ葉…………………… ½わ
A［ だし汁……………… 1カップ
　　しょうゆ………… 大さじ1と½
　　みりん…………………小さじ2 ］
卵………………………… 2個
サラダ油………………… 小さじ2

1 ごぼうはささがきにし、10分ほど水にさらす。牛肉はひと口大に切る。三つ葉は3cm長さに切る。

2 深めのフライパンにサラダ油を中火で熱し、水けをきったごぼうを炒める。しんなりとしたら、牛肉を加えて炒める。肉に火が通ったらAを加え、ふたをして5分ほど煮る。

3 溶いた卵を回し入れ、半熟状になったら三つ葉を散らし、卵に火を通す。

冷蔵3〜4日　冷凍3週間　レンジ解凍　15分

きのこでかさ増し。ボリュームたっぷり

牛肉ときのこの オイスター炒め

材料（4人分）
牛もも薄切り肉……… 300g
エリンギ………… 1パック（100g）
まいたけ………… 1パック（100g）
塩……………………… 小さじ¼
こしょう………………… 少々
A［ オイスターソース… 大さじ1
　　酒………………………小さじ2 ］
サラダ油………………… 小さじ2

1 牛肉はひと口大に切り、塩、こしょうをふる。エリンギは長さ半分に切り、縦4等分に切る。まいたけは小房に分ける。

2 フライパンにサラダ油を中火で熱し、牛肉を炒める。火が通ったらきのこを加えてさらに炒め、Aを加えてからめる。

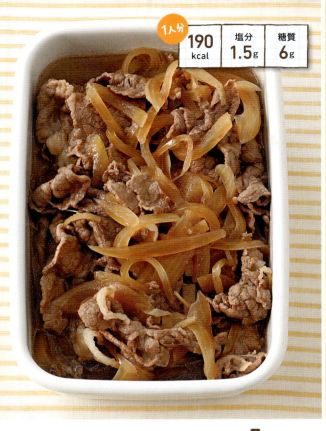

| 1人分 | 190 kcal | 塩分 1.5g | 糖質 6g |

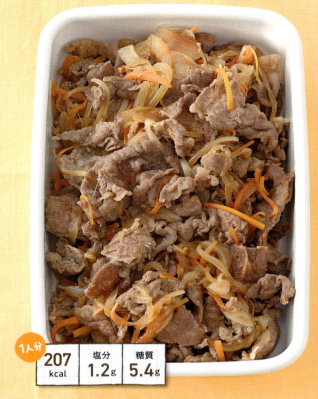

| 1人分 | 207 kcal | 塩分 1.2g | 糖質 5.4g |

`冷蔵3～4日` `冷凍3週間` `レンジ解凍` 15分

ご飯にのせてもおいしい！

牛肉と玉ねぎのしぐれ煮

材料（4人分）

牛もも薄切り肉……………300g
玉ねぎ………………………1個
A ┌ しょうがのせん切り……1かけ分
  │ だし汁………………1と½カップ
  │ しょうゆ………………大さじ2
  │ 酒………………………小さじ2
  └ 砂糖……………………小さじ1

1 牛肉は3cm幅に切る。玉ねぎは薄切りにする。

2 鍋にAを入れて熱し、煮立ったら玉ねぎを加える。玉ねぎに火が通ったら牛肉を加え、火が通るまで煮る。

`冷蔵3～4日` `冷凍3週間` `レンジ解凍` 15分

野菜もたっぷり。にんにくが効いています！

甘辛やわらか焼き肉

材料（4人分）

牛もも薄切り肉……………300g
玉ねぎ………………………½個
にんじん……………………¼本
A ┌ にんにくのすりおろし……1片分
  │ しょうゆ………大さじ1と½
  │ みりん…………………小さじ2
  └ 豆板醤…………………小さじ½
ごま油………………………小さじ2

1 牛肉はひと口大に切る。玉ねぎは薄切りにし、にんじんはせん切りにする。ポリ袋にAを入れて混ぜ、牛肉を加えてもみ込む。

2 フライパンにごま油を中火で熱し、1の牛肉を漬けだれごと入れる。玉ねぎ、にんじんを加え、全体に火が通るまで炒める。

column ③

\市販飲料の代わりに！/ 作りおき
「しょうがシロップ」のすすめ

炭酸で割ったり、お茶に入れたり！

甘さ控えめの自家製のしょうがシロップを作っておけば、炭酸やお湯で割ったり、いろいろなバリエーションを楽しめます。しょうがを煮ると辛み成分のショウガオールが溶け出し、体温め効果もアップ！ 冷蔵保存は、しょうががシロップにきちんとつかるようにしましょう。

冷蔵 2 週間　冷凍 4 週間　 10分

しょうがシロップ

材料と作り方（4人分）
小鍋に水½カップ、洗って皮ごと薄切りにしたしょうが30g、はちみつ・砂糖各大さじ2を入れて弱めの中火にかけ、混ぜながら5分ほど煮る。粗熱が取れたら保存容器に移し、冷蔵室で1日ほど漬ける。

楽しみ方はいろいろ！
- 牛乳で割る。
- ヨーグルトにかける。
- 紅茶やほうじ茶に入れる。
- 炭酸で割ったものとレモン汁、焼酎で、レモンサワー風に。

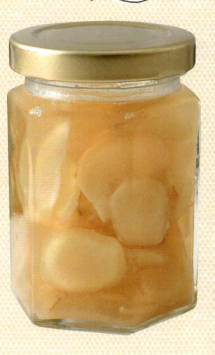

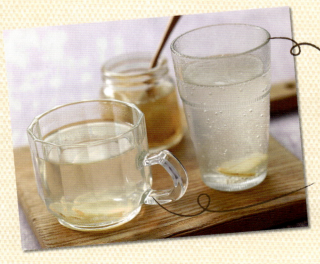

ジンジャーエール
1人分 | 17 kcal | 塩分 0g | 糖質 4.4g

材料と作り方（1人分）
炭酸水1カップにしょうがシロップ小さじ2を入れて混ぜる。

ホットハニー
1人分 | 25 kcal | 塩分 0g | 糖質 6.6g

材料と作り方（1人分）
熱湯1カップにしょうがシロップ大さじ1を入れて混ぜる。

Part 4

おいしくて
カロリー控えめ

いつもの魚で
魚介の
やせるおかず

鮭、たら、あじなど、身近な魚介類の
低糖質なメインおかず。蒸したり、
少ない油で炒めたり、ひと工夫して低カロリーに！

  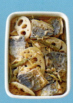

鮭

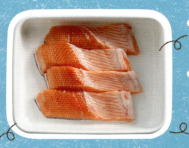

1品の使いきり分量
4切れ

白鮭100gあたり
133kcal・糖質0.1g

鮮度の見分け方
張りがあって、汁（ドリップ）の出ていないものを選んで。さし（脂）が多いものはカロリーが高いので避けて。

やせるレシピのヒミツ

年中手ごろな値段で手に入るので、作りおきに活用したい食材。塩けでご飯がすすみがちな塩鮭や、脂の多いサーモンは避けて、生鮭を使いましょう。

作りおきテク

☑ **塩をふってくさみを取って**
調理の前に塩をふり、出てきた水分を拭き取ると、くさみが取れて身も引き締まりおいしさをキープ。

☑ **マヨネーズや油でしっとり**
少量の油や低カロリーマヨネーズ、バターなどを使ってコクを出すのも手。パサつかず、時間がたってもしっとり感をキープできる。

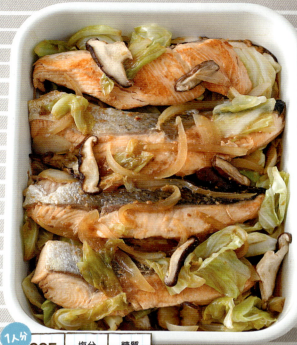

1人分　205kcal　塩分1.2g　糖質5.6g

冷蔵3〜4日　冷凍3週間　レンジ解凍　25分

たっぷり野菜でボリュームアップ

鮭のちゃんちゃん焼き

材料（4人分）

生鮭	4切れ
キャベツ	4枚（約¼個）
玉ねぎ	½個
しいたけ	4枚
塩	小さじ⅛

A
- 水……¼カップ
- にんにくのすりおろし……½片分
- みそ……大さじ1と½
- 酒……小さじ2

バター……5g
サラダ油……小さじ2

1 鮭は塩をふって10分ほどおき、水けを拭く。

2 キャベツはひと口大に切り、玉ねぎは薄切り、しいたけは軸を取って薄切りにする。

3 フライパンにサラダ油を中火で熱し、**1**の皮目を下にして入れる。焼き色がついたら裏返し、**2**をのせる。合わせた**A**を回し入れ、ふたをして弱めの中火にして10分ほど蒸し焼きにする。仕上げにバターを加える。

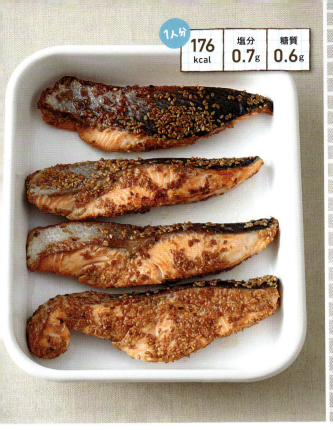

1人分 176 kcal 塩分 0.7g 糖質 0.6g

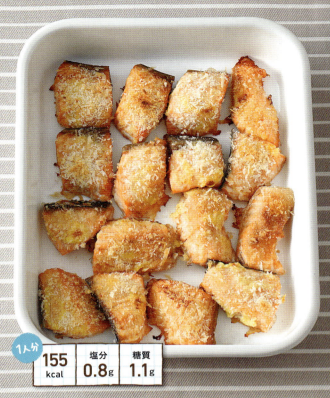

1人分 155 kcal 塩分 0.8g 糖質 1.1g

冷蔵 3〜4日 ／ 冷凍 3週間 ／ レンジ解凍＋トースター ／ 15分

ごまをまぶして香ばしく

鮭のごま焼き

材料（4人分）

生鮭	4切れ
薄口しょうゆ	小さじ2
白いりごま	大さじ2
A ┌ 水	大さじ2
└ 酒	小さじ2
サラダ油	小さじ2

1 ポリ袋に、鮭、しょうゆを入れて軽くもみ込み、冷蔵室に10分ほどおく。水けをきり、白いりごまをまぶす。

2 フライパンにサラダ油を中火で熱し、**1**の皮目を下にして入れる。両面に焼き色がついたら**A**を加え、ふたをして蒸し焼きにする。

冷蔵 3〜4日 ／ 冷凍 3週間 ／ レンジ解凍＋トースター ／ 15分

トースターで簡単＆ヘルシー揚げもの

鮭のマヨ焼きフライ

材料（4人分）

生鮭	4切れ
塩	小さじ¼
こしょう	少々
マヨネーズ（低カロリータイプ）	大さじ2
パン粉	大さじ2

1 鮭はひと口大に切り、塩をふる。10分ほどおいて水けを拭く。

2 オーブントースターの天板にオーブンシートを敷き、**1**を並べる。こしょうをふってマヨネーズを塗り、パン粉をのせる。オーブントースター（1000W）で7〜10分、火が通るまで焼く。

125

あじ

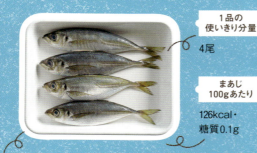

1品の使いきり分量
4尾

まあじ 100gあたり
126kcal・糖質0.1g

鮮度の見分け方　体が青光りし、張りがあって、目が黒く澄んだものが新鮮。

やせるレシピのヒミツ

脂質、糖質ともに魚の中では低めで、オメガ3系脂肪酸のDHAやEPAを豊富に含みます。生のあじを三枚におろせば、いろんな調理法で食べられます。

作りおきテク

☑ **香辛料や香味野菜でくさみ消しを**
カレー粉やしょうがなどを使って味つけすると、あじのくさみが気にならない。

☑ **下味をつけたり、粉をまぶしてジューシーに**
下味をしっかりつければ、時間がたってもしっとりジューシー。また、小麦粉をまぶして焼くと、味がよくからむ。

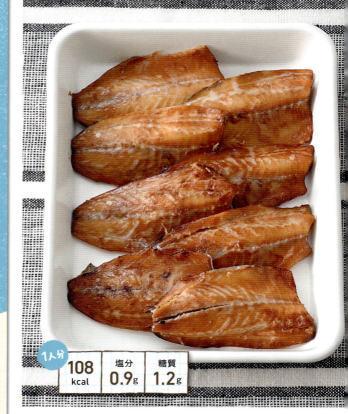

1人分　108kcal　塩分0.9g　糖質1.2g

冷蔵3〜4日 ／ 冷凍3週間 ／ レンジ解凍+トースター ／ 15分

甘みを控えめにしてさっぱりと

あじの漬け焼き

材料（4人分）

あじ	4尾
A しょうがのすりおろし	½かけ分
A しょうゆ	大さじ1
A みりん	小さじ1

1 あじは三枚におろし、ぜいごを取る。

2 ポリ袋にA、1を入れて軽くもみ込み、冷蔵室に1時間ほどおく。

3 魚焼きグリルに水けをきった2を並べ、中火で両面を焼く。

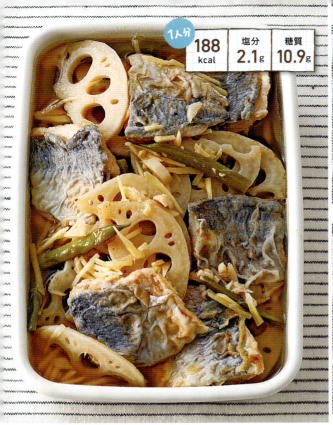

1人分 188 kcal　塩分 2.1g　糖質 10.9g

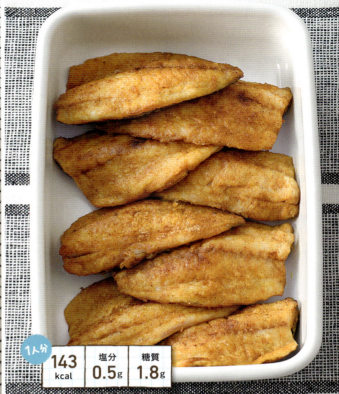

1人分 143 kcal　塩分 0.5g　糖質 1.8g

冷蔵3〜4日　冷凍3週間　レンジ解凍　 25分

焼いて漬けるだけ！ ラクうま！

あじと焼き野菜の めんつゆ漬け

材料（4人分）

あじ ………………… 4尾
れんこん …………… 100g
さやいんげん ……… 8本
塩 …………………… 小さじ⅛

A［ 水 ……………… 1と½カップ
　　しょうがのせん切り … 1かけ分
　　めんつゆ（3倍濃縮）… 大さじ4
　　酢 ……………… 大さじ2 ］

小麦粉 ……………… 大さじ2
サラダ油 …………… 大さじ1

1 あじは三枚におろし、ぜいごを取る。半分に切り、塩をふる。10分ほどおいて水けを拭く。れんこんは半月切りに、さやいんげんは4cm長さに切る。

2 小鍋にAを入れて火にかけ、煮立ったら火を止める。

3 フライパンにサラダ油を中火で熱し、**1**の野菜を炒める。火が通ったら保存容器に移す。

4 **3**のフライパンを中火で熱し、薄く小麦粉をまぶしたあじを皮目を下にして入れ、両面を焼く。**3**に加えて**2**を注ぎ、粗熱が取れたら3時間ほど冷蔵室で漬ける。

冷蔵3〜4日　冷凍3週間　レンジ解凍＋トースター　 15分

簡単、ヘルシーなやせる洋風おかず

あじのカレームニエル

材料（4人分）

あじ ………………… 4尾
塩 …………………… 小さじ⅙

A［ 小麦粉 ………… 大さじ1
　　カレー粉 ……… 小さじ2
　　こしょう ……… 少々 ］

オリーブ油 ………… 大さじ1

1 あじは三枚におろし、ぜいごを取る。塩をふり、10分ほどおいて水けを拭く。合わせたAを両面にまぶす。

2 フライパンにオリーブ油を中火で熱し、**1**の皮目を下にして並べ、両面を焼く。

127

いわし

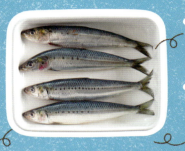

1品の使いきり分量
4〜6尾

まいわし100gあたり
169kcal・糖質0.2g

鮮度の見分け方
身が太っていて張りがあり、目が黒く澄んでいるものを選んで。

やせるレシピのヒミツ

さんまやさばよりカロリーが低く、体にいいといわれるオメガ3系の脂も豊富。作りおきすれば、良質な脂がヘルシーにとれるのでおすすめです。

作りおきテク

☑ **オーブン焼きや煮もので楽しんで**
脂が多めなので、シンプルな焼きものや煮ものがおいしい。パン粉焼きの温め直しは、あればオーブントースターでカリッとさせて。

☑ **内臓は取り除いて**
内臓を残しておくと、傷みのもとに。取り除いて水洗いし、塩をふって出てきた水分を拭き取ると、くさみもなくなる。

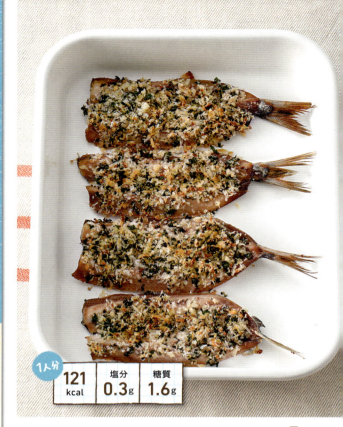

1人分 121kcal 塩分0.3g 糖質1.6g

冷蔵3〜4日 | 冷凍3週間 | レンジ解凍+トースター | 15分

トースターで香ばしく焼いて

いわしの香草パン粉焼き

材料（4人分）

いわし	大4尾
塩	小さじ⅙
A パセリのみじん切り	½枝分
A にんにくのみじん切り	1片分
A パン粉	大さじ2
A 粗びき黒こしょう	少々
オリーブ油	小さじ1

1 いわしは頭を落として内臓を取り、洗って塩をふる。10分ほどおいて水けを拭き、身を開く。

2 オーブントースターの天板にオーブンシートを敷き、1の皮目を下にして並べる。合わせたAをのせ、オーブントースター（1000W）で6〜8分、火が通るまで焼く。

128

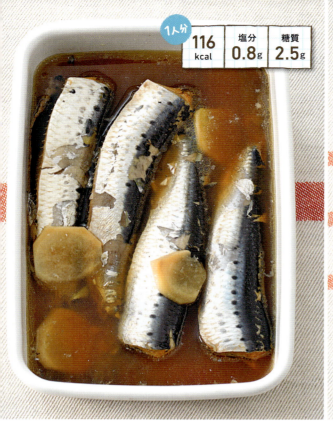

1人分 116kcal 塩分0.8g 糖質2.5g

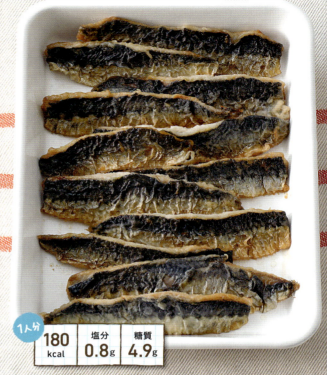

1人分 180kcal 塩分0.8g 糖質4.9g

冷蔵3〜4日　冷凍3週間　レンジ解凍　25分

しょうがでくさみを取って食べやすく

いわしのしょうが酢煮

材料（4人分）

いわし……………………………………大4尾
A ┌ 水……………………………………1カップ
　│ しょうがの薄切り………………1かけ分
　│ 酢……………………………………大さじ2
　│ しょうゆ……………………………大さじ1
　└ みりん………………………………小さじ2

1 いわしは頭を落として内臓を取り、洗って水けを拭く。

2 鍋にAを入れて中火にかけ、煮立ったら1を加える。再び煮立ったら、落としぶたをして弱火にし、15分ほど煮る。

冷蔵3〜4日　冷凍3週間　レンジ解凍　15分

甘みを控えめにしてカロリー＆糖質ダウン

いわしの照り焼き

材料（4人分）

いわし……………………………………6尾
塩…………………………………………小さじ⅙
小麦粉……………………………………大さじ2
A ┌ 水……………………………………大さじ2
　│ しょうゆ……………………………小さじ2
　└ 砂糖…………………………………小さじ2
サラダ油…………………………………大さじ1

1 いわしは三枚におろし、塩をふって10分ほどおく。水けを拭き、小麦粉を薄くまぶす。

2 フライパンにサラダ油を中火で熱し、1の皮目を下にして入れる。両面に焼き色がついたらAを加え、とろみが出るまでからめながら焼く。

129

たら

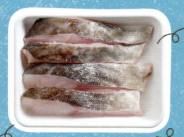

1品の使いきり分量
4切れ

まだら100gあたり
77kcal・糖質0.1g

鮮度の見分け方 白身につやと弾力があり、引き締まっているもの。汁(ドリップ)が出ていないものを。

やせるレシピのヒミツ

たらは低糖質で脂肪が少なく淡泊なので、やせるおかずにぴったりの食材。良質なたんぱく源として活用しましょう。甘塩だらは塩分が高いので、生たらを選んで!

作りおきテク

☑ **塩をふって余分な水分を出す**
水分が多いと傷みやすくなるので、塩ふりで身を締めるのがコツ。塩をふると味つけにもなり、うまみも引き出せる。

☑ **身が崩れないように注意して**
身がやわらかいので、扱いはていねいに。1切れ単位で調理するときは、フライ返しを使うと崩れにくい。

☑ **煮込み、蒸しものがおすすめ**
煮込んだり、野菜といっしょにふっくら蒸すとパサつかず、時間がたってもおいしい。

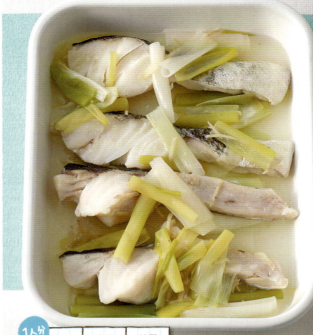

1人分 102kcal 塩分0.9g 糖質3.2g

冷蔵3〜4日　冷凍3週間　レンジ解凍　15分

レンチン蒸しで簡単、おいしい!

たらの薬味蒸し

材料(4人分)

生たら……………………………………4切れ
塩………………………………………小さじ⅙
長ねぎ……………………………………2本
しょうがのせん切り……………………1かけ分
酒………………………………………大さじ2

1 たらは塩をふって10分ほどおき、水けを拭く。長ねぎは5cm長さに切り、縦半分に切る。

2 耐熱皿にたら、長ねぎ、しょうがの順にのせて酒をふる。ラップをかけ、電子レンジ(600W)で6〜8分加熱する。食べるときに、1切れにしょうゆ小さじ½(分量外)をかける。

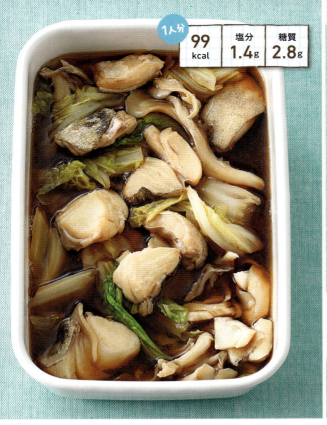

1人分 99kcal 塩分1.4g 糖質2.8g

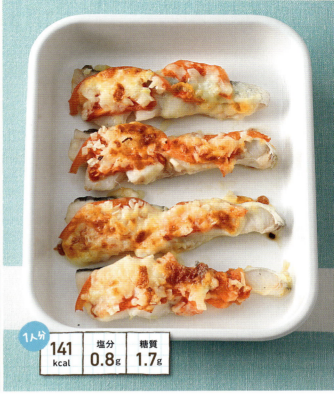

1人分 141kcal 塩分0.8g 糖質1.7g

冷蔵3〜4日　冷凍3週間　レンジ解凍　 15分

鍋感覚で野菜もたっぷり入れて

たらと野菜の ポン酢煮込み

材料（4人分）

生たら	4切れ
白菜	2枚
まいたけ	1パック（100g）
塩	小さじ1/8

A
だし汁	2カップ
ポン酢しょうゆ	大さじ3
酒	小さじ2
しょうゆ	小さじ1

1 たらはひと口大に切り、塩をふる。10分ほどおいて水けを拭く。白菜の軸はひと口大のそぎ切りにし、葉はざく切りにする。まいたけは小房に分ける。

2 鍋にAを入れて中火にかけ、煮立ったら、たら、白菜の軸、まいたけを加える。全体に火が通ったら、白菜の葉を加え、サッと煮る。

冷蔵3〜4日　冷凍3週間　レンジ解凍＋トースター　 20分

ヘルシーなたらを使えばチーズのせOK

たらのトマトチーズ焼き

材料（4人分）

生たら	4切れ
トマト	1/2個
塩	小さじ1/6
玉ねぎ	1/8個
こしょう	少々
ピザ用チーズ	60g

1 たらは塩をふって10分ほどおき、水けを拭く。トマトは8mm幅の半月切りにし、玉ねぎはみじん切りにする。

2 オーブントースターの天板にオーブンシートを敷き、たらをのせてこしょうをふる。トマト、玉ねぎ、ピザ用チーズを順にのせ、オーブントースター（1000W）で7〜10分、火が通るまで焼く。

かじき

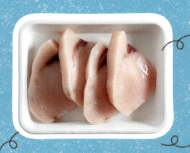

1品の使いきり分量
4切れ

めかじき
100gあたり
153kcal・
糖質0.1g

鮮度の見分け方　身が締まって弾力とつやがあり、切り口がきれいなものを。

やせるレシピのヒミツ

冷凍でも出回っているので手軽に使える食材のひとつ。身が赤く透明感があり、脂が少なめのものがやせるおかずにはおすすめですよ！

作りおきテク

☑ **漬け込みやたれでパサつき防止**
調味料に漬け込んだり、合わせだれを塗るとパサつきにくく、ジューシーに仕上がる。

☑ **ほどよいうまみでコクのある味に**
淡泊な魚なので、あっさりしすぎないよう、塩麹や野菜のうまみ、甘みをほどよく生かすと、おいしくて日もちもしやすいおかずに。

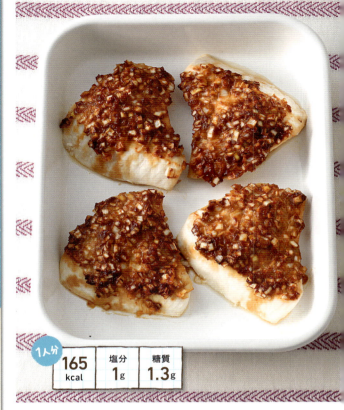

1人分　165kcal　塩分1g　糖質1.3g

冷蔵3〜4日　冷凍3週間　レンジ解凍+トースター　20分

長ねぎの甘みでバランスのいい味に

かじきのねぎみそ焼き

材料（4人分）

めかじき	4切れ
塩	小さじ⅙
A ┌ 長ねぎのみじん切り	⅓本分
├ みそ	大さじ1
└ 酒	小さじ1

1　かじきは塩をふって10分ほどおき、水けを拭く。

2　オーブントースターの天板にオーブンシートを敷いて**1**をのせ、合わせた**A**を塗る。オーブントースター（1000W）で8〜12分、火が通るまで焼く。

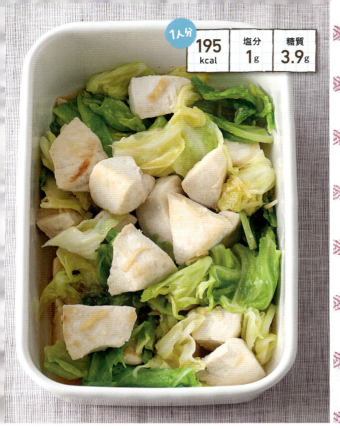

1人分 195 kcal / 塩分 1g / 糖質 3.9g

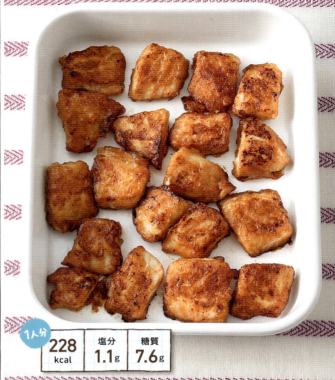

1人分 228 kcal / 塩分 1.1g / 糖質 7.6g

冷蔵3～4日 | 冷凍3週間 | レンジ解凍 | 15分

味つけは塩麹だけでOK！

かじきとキャベツの塩麹炒め

材料（4人分）
めかじき	4切れ
キャベツ	4枚（約¼個）
塩	小さじ⅛
しょうがのせん切り	1かけ分
塩麹	小さじ4
サラダ油	小さじ2

1 かじきはひと口大に切り、塩をふって10分ほどおき、水けを拭く。キャベツはひと口大に切る。

2 フライパンにサラダ油、しょうがを入れて弱火にかけ、香りが出てきたら中火にし、かじきを炒める。火が通ったら、キャベツを加えてサッと炒め、塩麹を加えてさらに炒める。

冷蔵3～4日 | 冷凍3週間 | レンジ解凍+トースター | 20分

揚げずに焼けば簡単＆ヘルシー

かじきの焼き竜田

材料（4人分）
めかじき	4切れ
A しょうがのすりおろし	1かけ分
A しょうゆ	小さじ4
A みりん	小さじ1
片栗粉	大さじ3
サラダ油	小さじ4

1 かじきはひと口大に切る。

2 ポリ袋にA、1を入れてもみ込み、冷蔵室に15分ほどおく。水けをきって片栗粉を薄くまぶす。

3 フライパンにサラダ油を中火で熱し、2を両面焼く。

えび

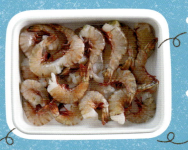

1品の使いきり分量
300〜400g
(殻つき)

ブラックタイガー
100gあたり
82kcal・糖質0.3g

鮮度の見分け方　生の場合は、透明感があって身が締まったものを選んで。

やせるレシピのヒミツ

高たんぱく、低脂肪でヘルシーな、やせおかず向きの食材。殻つきえびは、ブラックタイガーがおすすめ。尾を残して調理すると、華やかなごちそうおかずになります。

作りおきテク

☑ **片栗粉をもみ込んで汚れを落とす**
えびは、片栗粉をもみ込んでから水洗いして。汚れが取れて、生ぐささがなくなる。

☑ **中華おかずは油を控えめに**
炒め油は小さじ2が基本。えびチリや青菜の炒めものも、油通しを省くことでカロリーダウンに。

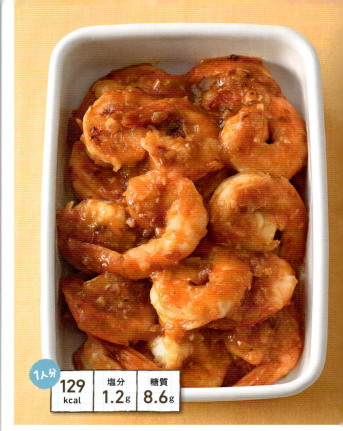

1人分　129kcal　塩分1.2g　糖質8.6g

冷蔵3〜4日　冷凍3週間　レンジ解凍　20分

油も甘みも控えめなのにおいしい！

えびのチリソース

材料(4人分)

殻つきえび……400g
A [長ねぎのみじん切り……½本分
にんにくのみじん切り……1片分
豆板醤……小さじ½
サラダ油……小さじ2]

片栗粉……適量
B [水……½カップ
トマトケチャップ……大さじ2
しょうゆ……小さじ2
砂糖……小さじ1]

1 えびは尾を残して殻をむき、背わたを取る。片栗粉適量をもみ込み、洗って水けを拭き、片栗粉大さじ2をまぶす。

2 フライパンにAを入れて弱火にかけ、香りが出てきたら中火にし、1を炒める。えびが白っぽくなってきたら合わせたBを加え、とろみがつくまで煮る。

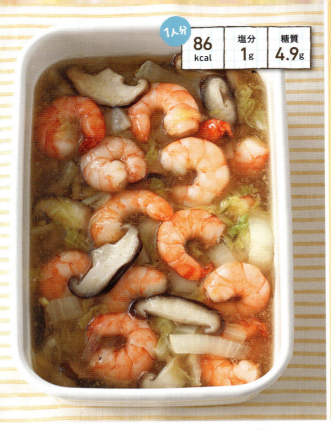

| 1人分 | 86 kcal | 塩分 1g | 糖質 4.9g |

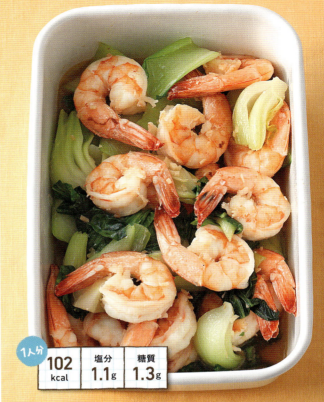

| 1人分 | 102 kcal | 塩分 1.1g | 糖質 1.3g |

冷蔵3〜4日 | 冷凍3週間 | レンジ解凍 | 15分

飽きずに食べられるやさしい味
えびと白菜のとろとろ煮

材料（4人分）

むきえび……………… 300g
白菜……………………… 2枚
しいたけ………………… 4枚
A [水………………… 1と½カップ
　 しょうがのすりおろし
　　………………… 1かけ分
　 鶏ガラスープの素
　　……………… 大さじ½]
薄口しょうゆ……… 小さじ1
B [片栗粉……… 大さじ1と½
　 水……………… 大さじ2]

1 えびは片栗粉適量（分量外）をもみ込み、洗って水けを拭く。白菜は短冊切りにする。しいたけは軸を取り、薄切りにする。

2 鍋にAを入れて中火にかけ、煮立ったら1を加える。全体に火が通ったら、しょうゆを加えて混ぜ、合わせたBを加えてとろみをつける。

冷蔵3〜4日 | 冷凍3週間 | レンジ解凍 | 15分

しょうがでさっぱり仕上げに
えびとチンゲン菜のしょうが炒め

材料（4人分）

殻つきえび……………… 400g
チンゲン菜……………… 2株
しょうがのみじん切り
　………………………… 1かけ分
A [酒………………… 大さじ1
　 薄口しょうゆ…… 大さじ1]
ごま油……………… 小さじ2

1 えびは尾を残して殻をむき、背わたを取る。片栗粉適量（分量外）をもみ込み、洗って水けを拭く。

2 チンゲン菜は葉と軸を3cm長さに切り、芯の部分は6等分に切る。

3 フライパンにしょうが、ごま油を入れて弱火にかけ、香りが出てきたら中火にし、1、チンゲン菜の芯と軸を炒める。えびの色が変わったら、チンゲン菜の葉、Aを加えてさらに炒める。

135

いか

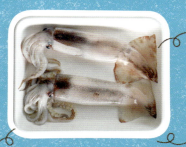

1品の使いきり分量 2はい

するめいか100gあたり
83kcal・糖質0.1g

鮮度の見分け方 　身に透明感があり、締まったもの。目が黒々としているものを。

やせるレシピのヒミツ

えびと同じくらいのカロリーですが、満腹感を感じやすいのはいか。輪切りにするとかみごたえが出て、見た目にもボリュームが増します。

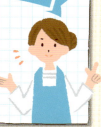

作りおきテク

☑ **野菜と組み合わせて**
煮ものなら、いかのうまみがしみた野菜もおいしさバツグン。また、シャキシャキ野菜を合わせて食感の違いを楽しむのもおすすめ。

☑ **加熱は短めに**
いかは長く加熱すると身がかたくなるので、加熱しすぎに注意。冷凍した場合のレンジ解凍&温めは様子を見ながらに!

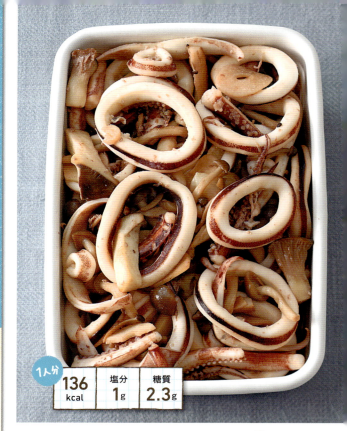

1人分 136kcal　塩分1g　糖質2.3g

冷蔵3〜4日　冷凍3週間　レンジ解凍　20分

低カロリー食材のきのこでかさ増し

いかときのこのバターしょうゆ炒め

材料（4人分）

いか……………………2はい	A［しょうゆ……………小さじ2
エリンギ…………1パック(100g)	バター…………………5g］
しめじ……………1パック(100g)	サラダ油………………小さじ2
にんにくの薄切り………1片分	
酒………………………大さじ2	

1 いかは足を引き抜き、内臓を取る。足は5cm長さに、胴は1cm幅の輪切りにする。

2 エリンギは長さ半分に切り、縦6等分に切る。しめじは根元を落とし、小房に分ける。

3 フライパンににんにく、サラダ油を入れて弱火にかけ、香りが出てきたら中火にして、2をサッと炒める。1、酒を加え、いかに火が通ったら、Aを加えてからめる。

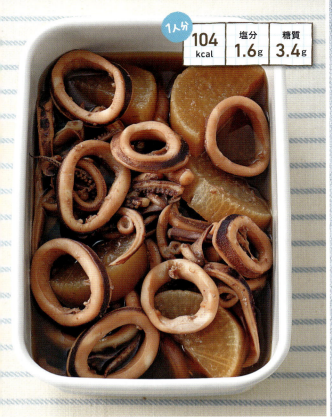

1人分 104 kcal　塩分 1.6g　糖質 3.4g

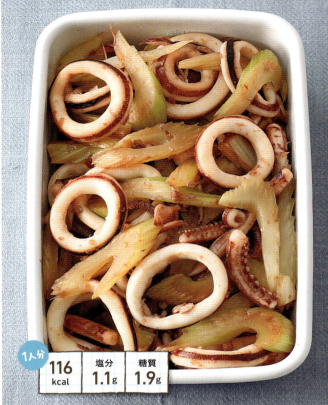

1人分 116 kcal　塩分 1.1g　糖質 1.9g

冷蔵3〜4日　冷凍3週間　レンジ解凍　 30分

いかから出るだしで深い味わいに

いか大根

材料（4人分）

いか	2はい
大根	8cm分
A だし汁	2カップ
A しょうゆ	大さじ1と½
A みりん	小さじ1

1 大根は2cm厚さの半月切りにし、熱湯でやわらかくゆでて水けをきる。

2 いかは足を引き抜き、内臓を取る。足は5cm長さに、胴は1cm幅の輪切りにする。

3 鍋に**1**、**A**を入れて中火にかけ、煮立ったら弱火にしてふたをし、10分ほど煮る。中火にして**2**を加え、火が通るまで5分ほど煮る。

冷蔵3〜4日　冷凍3週間　レンジ解凍　 20分

食感のあるセロリがアクセント

いかとセロリの中華炒め

材料（4人分）

いか	2はい
セロリ	2本
しょうがのみじん切り	1かけ分
A しょうゆ	大さじ½
A オイスターソース	大さじ½
ごま油	小さじ2

1 いかは足を引き抜き、内臓を取る。足は5cm長さに、胴は1cm幅の輪切りにする。セロリは筋を取り、斜め切りにする。

2 フライパンにごま油、しょうがを入れて弱火にかけ、香りが出てきたら中火にして、**1**を炒める。いかに火が通ったら、**A**を加えてからめる。

137

貝

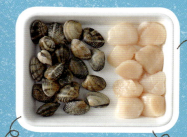

1品の使いきり分量
あさり・帆立 各400g

100gあたり
あさり／30kcal・糖質0.4g
帆立貝柱／88kcal・糖質3.5g

鮮度の見分け方
あさりは活きたもの。帆立は貝柱が厚く、身が締まっているもの。

やせるレシピのヒミツ

あさりは良質なたんぱく質、ミネラルが豊富。帆立も低脂肪でたんぱく質を多く含みます。ダイエット時に不足しがちな栄養分を補う意味でも、取り入れたい食材です。

作りおきテク

☑ **緑野菜で彩りとかさをアップ**
葉野菜やアスパラガスなど、彩りのいい野菜といっしょに調理すると華やかな一皿に。時間がたつごとに、野菜にもうまみがしみ込む。

☑ **バターやオリーブ油で風味づけ**
あっさりした味になりやすいので、バターやオリーブ油などの油をほどよく使い、コクとうまみをプラス。乾燥を防ぎ、保存してもおいしさをキープできる。

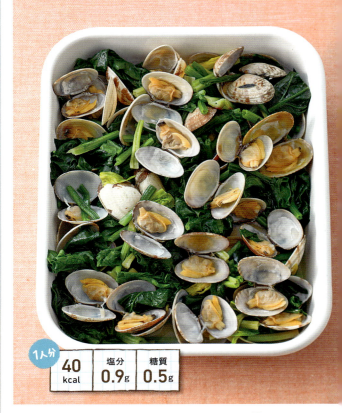

1人分 40kcal 塩分0.9g 糖質0.5g

冷蔵3〜4日 | 冷凍3週間 | レンジ解凍 | 15分

殻ごと調理してボリューム感を出します

あさりとほうれん草のバター煮

材料（4人分）

あさり（砂抜き済み）	400g
ほうれん草	1束(200g)
白ワイン	大さじ3
バター	5g
塩	適量

1 あさりは殻をこすり合わせて水洗いする。ほうれん草は4cm長さに切る。

2 鍋を中火で熱して、あさり、白ワインを入れ、ふたをして蒸し焼きにする。あさりの口が開いたらほうれん草を加え、しんなりとしたらバターを加えて溶かす。好みで塩で味をととのえる。

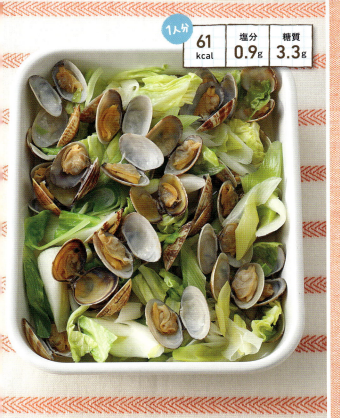

1人分 61 kcal ／ 塩分 0.9g ／ 糖質 3.3g

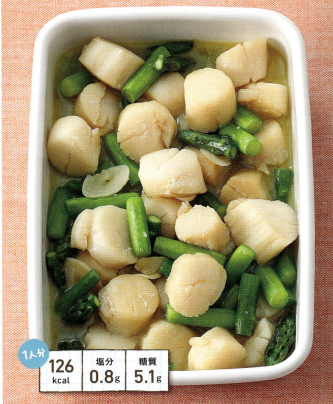

1人分 126 kcal ／ 塩分 0.8g ／ 糖質 5.1g

冷蔵3～4日　冷凍3週間　レンジ解凍　15分

定番の酒蒸しにキャベツをプラス

あさりと野菜の酒蒸し

材料（4人分）

あさり（砂抜き済み）	400g
キャベツ	2枚
長ねぎ	1本
にんにくの薄切り	1片分
酒	大さじ3
塩	適量
サラダ油	小さじ2

1　あさりは殻をこすり合わせて水洗いする。キャベツはひと口大に切り、長ねぎは斜め切りにする。

2　鍋ににんにく、サラダ油を入れて弱火にかけ、香りが出てきたらあさり、酒を入れる。ふたをして蒸し焼きにし、あさりの口が開いたら、キャベツ、長ねぎを加える。

3　ふたをして野菜がしんなりとするまで蒸し焼きにする。好みで塩で味をととのえる。

冷蔵3～4日　冷凍3週間　レンジ解凍　15分

ベビー帆立を使ってもOK

帆立とアスパラの
ガーリックソテー

材料（4人分）

帆立	400g
アスパラガス	8本
にんにくの薄切り	1片分
A　白ワイン	大さじ2
薄口しょうゆ	小さじ2
オリーブ油	小さじ2

1　アスパラガスは根元を切り落とし、下側の薄皮をピーラーでむいて3cm長さに切る。

2　フライパンににんにく、オリーブ油を入れて弱火にかけ、香りが出てきたら中火にし、帆立、1を加えて炒める。全体に火が通ったらAを加えてからめる。

139

column ④

低カロリーで安心！
寒天のひんやりおやつ

ダイエット中でも、ちょっと甘いものを口にしたくなるときがありますよね。そんなときにおすすめなのが、寒天おやつ。寒天は低カロリーで食物繊維が豊富。腸内で糖質やコレステロールの吸収をゆるやかにするといわれています。冷やし固めるだけだから、作るのも簡単！

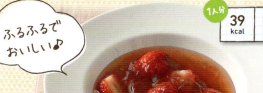

ふるふるでおいしい♪

1人分 39kcal / 塩分 0g / 糖質 9.2g

冷蔵2日 / 冷凍NG / 10分

ハイビスカスティーといちごのジュレ

材料と作り方（4人分・直径13×高さ6.5cmのボウル1個分）
小鍋に水1と½カップ、ハイビスカスティーの茶葉大さじ1（またはティーバッグ1袋）、粉寒天小さじ¾、はちみつ30gを入れて火にかけ、寒天とはちみつが溶けたら茶こしでこしながら耐熱ボウルに移す。少し固まってきたら、へたを取って半分に切ったいちご12粒を加え、冷蔵室で冷やし固める。

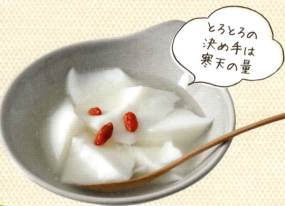

とろとろの決め手は寒天の量

1人分 49kcal / 塩分 0g / 糖質 9.5g

冷蔵2日 / 冷凍NG / 10分

やわらか杏仁豆腐

材料と作り方（4人分・直径13×高さ6.5cmのボウル1個分）
1 鍋に水1と½カップ、粉寒天小さじ1、砂糖大さじ1を入れて火にかけ、寒天と砂糖が溶けたら火を止める。牛乳½カップ、アーモンドエッセンス少々を加えて混ぜ、耐熱ボウルに移す。粗熱が取れたら、冷蔵室で冷やし固める。
2 別の容器に水¾カップ、はちみつ・レモン汁各小さじ4を混ぜてシロップを作り、食べるときにかける（あれば、もどしたクコの実適量をのせる）。

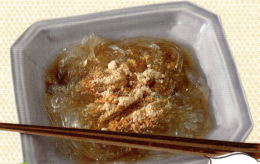

1人分 33kcal / 塩分 0g / 糖質 1.9g

冷蔵2日 / 冷凍NG / 2分

市販のところてんでお手軽に

黒みつときなこのところてん

材料と作り方（4人分）
ところてん（味つけなし）400gは水きりして器に盛り、黒みつ・きなこ各大さじ2をかける。

140

Part 5

常備したいお助け食材で

ダイエットの味方
やせる食材のおかず

こんにゃく、ひじき、わかめなど、
低カロリーの食材がメイン。ごはんのサブおかずはもちろん、
おつまみ、お弁当にと大活躍です。

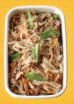 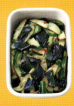 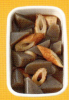

こんにゃく

> 1品の使いきり分量
> 糸こんにゃく200g、こんにゃく1〜2枚（200〜400g）

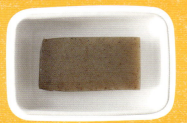

100gあたり
5kcal・糖質0.1g

やせるレシピのヒミツ

こんにゃく類は100g5〜7kcal、脂質もほとんどなく、糖質も0.1g。食物繊維豊富で、やせるおかずにぴったりの食材です。冷凍は不向きなのでご注意を。

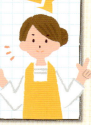

作りおきテク

☑ **少量の油でコクを出して**
炒めものなど、ほんの少し油分をプラスすると、コクが加わってうまみもアップ。乾燥も防げるので、時間がたってもおいしさをキープできる。

☑ **味がしみる煮ものもおすすめ**
保存中も煮汁につけておくと、味がしみておいしくなるので、作りおき向きの調理法。

☑ **ゆでこぼすひと手間を**
こんにゃくは下ゆでするとくさみが抜けるので、手間を惜しまずに（アク抜き済みのものは下ゆで不要）。

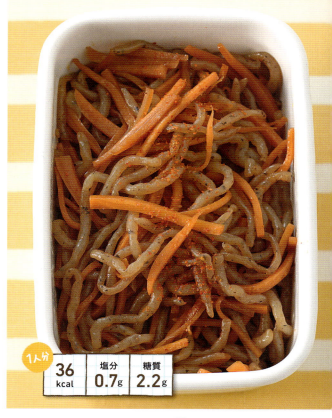

1人分
36 kcal ／ 塩分 0.7g ／ 糖質 2.2g

冷蔵3〜4日　冷凍NG　15分

せん切りにんじんで食感をプラス

糸こんにゃくとにんじんのピリ辛炒め

材料（4人分）

糸こんにゃく	200g
にんじん	大1/2本
A [水	大さじ1
[しょうゆ	大さじ1
一味唐辛子	少々
ごま油	小さじ2

1 糸こんにゃくは食べやすい長さに切り、熱湯でゆでる。にんじんは細切りにする。

2 フライパンにごま油を中火で熱し、にんじんを炒める。しんなりとしたら、糸こんにゃくを加えてさらに炒め、Aを加えてからめながら炒める。一味唐辛子をふる。

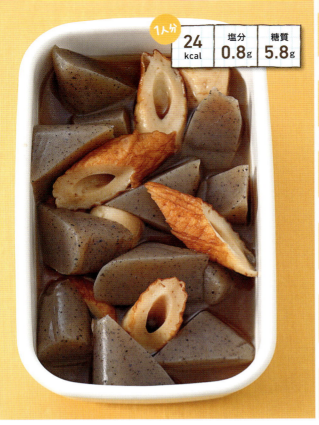

1人分 24 kcal　塩分 0.8g　糖質 5.8g

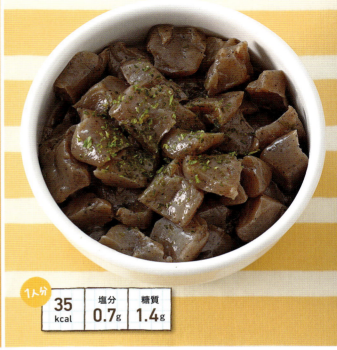

1人分 35 kcal　塩分 0.7g　糖質 1.4g

冷蔵 3～4日　冷凍 NG　15分

ちくわのうまみがしみておいしい！

こんにゃくとちくわの煮もの

材料（4人分）
- こんにゃく……………………………1枚（200g）
- ちくわ………………………………………2本
- A ┌ だし汁……………………………1カップ
　　└ しょうゆ…………………………小さじ2

1 こんにゃくはひと口大の三角に切り、熱湯でゆでる。ちくわは4等分の斜め切りにする。

2 鍋にAを入れて中火にかけ、煮立ったら1を加えて5～7分煮る。

冷蔵 3～4日　冷凍 NG　20分

香りがよく。箸休めにもおすすめです

こんにゃくの炒め煮青のり風味

材料（4人分）
- こんにゃく……………………………2枚（400g）
- A ┌ 水…………………………………大さじ2
　　├ しょうゆ…………………………大さじ1
　　└ みりん……………………………小さじ1
- 青のり………………………………………少々
- サラダ油…………………………………小さじ2

1 こんにゃくはひと口大に手でちぎり、熱湯でゆでる。

2 鍋にサラダ油を中火で熱し、1を炒める。Aを加え、汁けが少なくなるまでからめながら炒める。青のりをふる。

143

しらたき

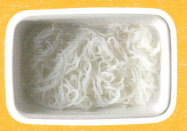

1品の使いきり分量
1〜2袋（200〜400g）

100gあたり
6kcal・糖質0.1g

やせるレシピのヒミツ

こんにゃく同様、脂質、糖質ともに低く、やせるおかずにぴったりの食材。グルコマンナンという食物繊維を多く含み、おなかのお掃除に役立ちます。

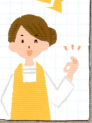

作りおきテク

- ☑ **炒めものでコクを加えて**
  さっぱりした味わいのしらたきも、少量の油を加えて炒めると、コクが出て乾燥も抑えられる。

- ☑ **サッとゆでてくさみを取る**
  調理の前に熱湯でサッとゆでるとくさみが取れ、おいしさアップ（アク抜き済みのものは下ゆで不要）。

- ☑ **うまみ食材を合わせて**
  しらたきは淡泊なので、たらこ、かつお節、しょうがなど、うまみや香りがあるものを合わせるのがおすすめ。

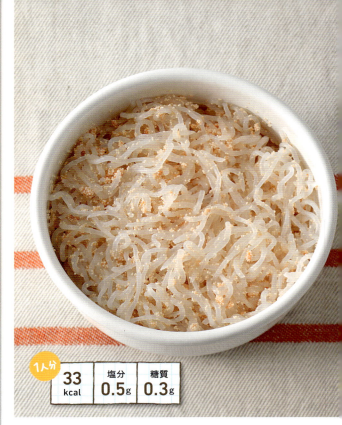

1人分 33kcal　塩分0.5g　糖質0.3g

冷蔵3〜4日　冷凍NG　 15分

うまみたっぷり。おつまみにも

しらたきのたらこ炒め

材料（4人分）

しらたき	2袋（400g）
たらこ	½腹（40g）
酒	小さじ2
塩	適量
サラダ油	小さじ1

1 しらたきは食べやすい長さに切り、熱湯でゆでる。たらこは薄皮を除き、ほぐす。

2 フライパンにサラダ油を中火で熱し、しらたきをサッと炒める。たらこ、酒を加えて炒め、たらこの色が変わったら好みで塩で味をととのえる。

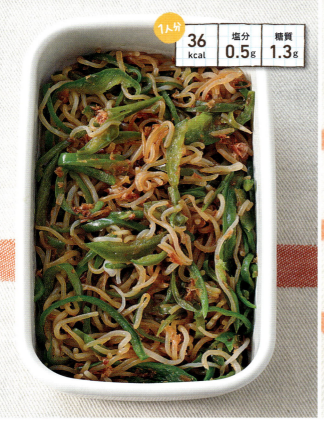

1人分 36kcal 塩分0.5g 糖質1.3g

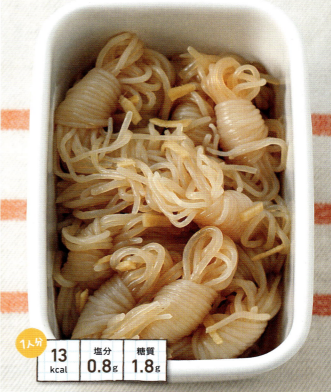

1人分 13kcal 塩分0.8g 糖質1.8g

冷蔵3〜4日　冷凍NG　15分

おかかとごま油の風味が効いてます

しらたきとピーマンのおかかじょうゆ炒め

材料（4人分）

しらたき	1袋（200g）
ピーマン	4個
A　水	大さじ1
しょうゆ	小さじ2
かつお節	3g
ごま油	小さじ2

1 しらたきは食べやすい長さに切り、熱湯でゆでる。ピーマンは細切りにする。

2 フライパンにごま油を中火で熱し、**1**を炒める。ピーマンがしんなりとしてきたら**A**を加え、汁がなくなるまで炒める。

冷蔵3〜4日　冷凍NG　15分

煮汁につけておいしく保存！

小結びしらたきのめんつゆ煮

材料（4人分）

小結びしらたき	20個
A　しょうがのせん切り	½かけ分
水	½カップ
めんつゆ（3倍濃縮）	大さじ2

1 しらたきは熱湯でゆでる。

2 小鍋に**A**を入れて中火で熱し、煮立ったら**1**を入れる。混ぜながら、煮汁が半分くらいになるまで煮る。

ひじき

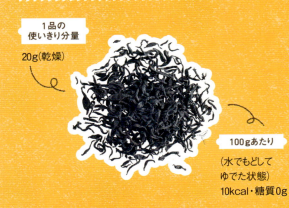

1品の使いきり分量
20g(乾燥)

100gあたり
(水でもどして
ゆでた状態)
10kcal・糖質0g

やせるレシピのヒミツ

おかず1人分あたり50kcal以下と、やせたいときの心強い味方。ミネラルたっぷりで栄養面からもしっかりとりたい食材です。冷凍にも強いので、たっぷり作りおきを！

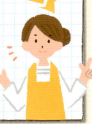

作りおきテク

- ☑ **うまみのある食材と合わせる**
  ちくわやきのこなど、だしが出る食材を合わせると、うまみがアップ。時間をおくと味がしみておいしくなる。

- ☑ **炒めものも新鮮！**
  ひじきといえば和風の煮ものが定番だが、油を使った炒めものやマリネなど、いろいろな調理法で作りおきの幅を広げて。

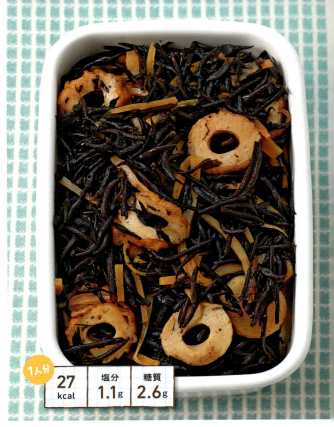

1人分
27 kcal ｜ 塩分 1.1g ｜ 糖質 2.6g

冷蔵3〜4日 ｜ 冷凍3週間 ｜ レンジ解凍 ｜ 20分

ちくわのうまみで食べやすく！

ひじきとちくわの煮もの

材料（4人分）

乾燥芽ひじき	20g
ちくわ	1本
にんじん	大¼本
だし汁	1と½カップ
A しょうゆ	大さじ1
砂糖	小さじ½

1 ひじきは流水でサッと洗い、水でもどして水けをきる。ちくわは5mm厚さの輪切りにする。にんじんはせん切りにする。

2 鍋にだし汁、にんじんを入れて中火で熱し、煮立ったらひじき、ちくわを加える。全体に火が通ったら、**A**を加えて混ぜ、煮汁が半分くらいになるまで煮る。

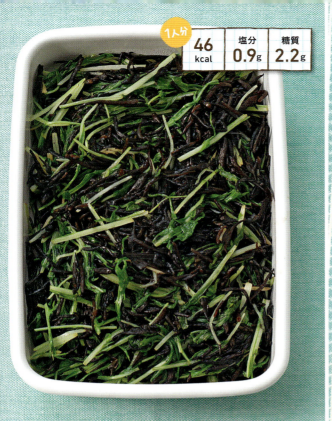

1人分 46 kcal 塩分 0.9g 糖質 2.2g

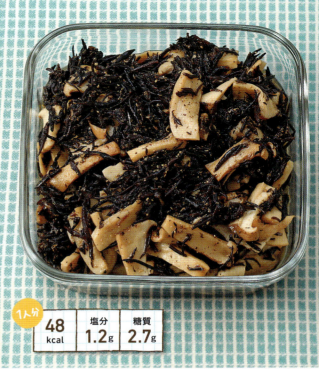

1人分 48 kcal 塩分 1.2g 糖質 2.7g

| 冷蔵3〜4日 | 冷凍3週間 | レンジ解凍 | 10分 |

肉のつけ合わせなどにもおすすめ

ひじきと水菜のガーリック炒め

材料（4人分）
乾燥芽ひじき……………………………20g
水菜………………………………1束（200g）
にんにくのせん切り……………………1片分
しょうゆ………………………………大さじ1
オリーブ油……………………………小さじ2

1 ひじきは流水でサッと洗い、水でもどして水けをきる。水菜は4cm長さに切る。

2 フライパンにオリーブ油、にんにくを弱火で熱し、香りが出てきたら中火にし、ひじきを炒める。しんなりとしたら、水菜、しょうゆを加えてさらに炒める。

| 冷蔵3〜4日 | 冷凍3週間 | レンジ解凍 | 10分 |

熱いうちに漬けると味が入ります

ひじきとエリンギのごまマリネ

材料（4人分）
乾燥芽ひじき……………………20g
エリンギ…………2パック（200g）
A ┌ だし汁……………大さじ2
　├ 酢…………………大さじ3
　├ しょうゆ……大さじ1と½
　├ 白すりごま………小さじ2
　└ 一味唐辛子…………少々
ごま油……………………小さじ2

1 ひじきは流水でサッと洗い、水でもどして水けをきる。エリンギは短冊切りにする。

2 フライパンにごま油を中火で熱し、**1**を入れて全体がしんなりとするまで炒める。

3 ボウルに**A**を入れて混ぜ、**2**が熱いうちに加えてあえる。ときどき混ぜながら、20分ほど漬ける。

147

わかめ

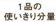
1品の使いきり分量
10g(乾燥)

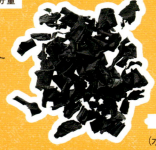

100gあたり
(水でもどした状態)
17kcal・糖質0.1g

やせるレシピのヒミツ

カルシウム、カリウムなどのミネラル分のほか、食物繊維も多く含まれているので、整腸作用に効果があります。冷凍には向かないので、冷蔵で食べきって。

作りおきテク

☑ **水けをしっかり絞る**
水分が多く残っていると、味が薄まるうえに傷むもとにも。水でもどしたら、しっかり絞ってから調理を。

☑ **あえものやサラダで歯ごたえを楽しんで**
わかめは火を通さなければ、ある程度歯ごたえがあるので、少量でも満腹感を得られる。

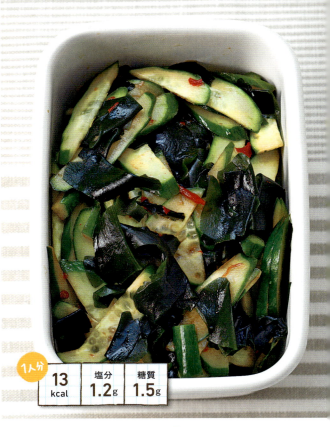

1人分 13kcal 塩分1.2g 糖質1.5g

冷蔵2〜3日 冷凍NG 10分

豆板醤をピリリと効かせて

きゅうりとわかめの辛みあえ

材料（4人分）

乾燥わかめ（カット）	10g
きゅうり	2本
A　だし汁	小さじ2
しょうゆ	小さじ2
豆板醤	小さじ½

1 わかめは水でもどし、水けをしっかり絞る。きゅうりは斜め半月切りにする。

2 ボウルに**A**を入れて混ぜ、**1**を加えてあえる。

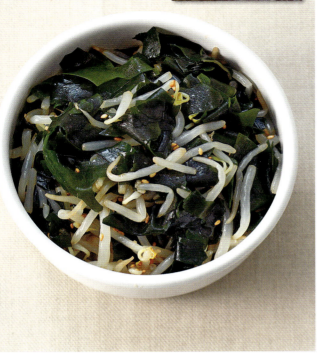

1人分		
36 kcal	塩分 1.1g	糖質 1.1g

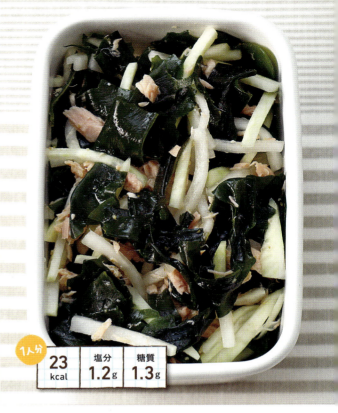

1人分		
23 kcal	塩分 1.2g	糖質 1.3g

`冷蔵2～3日` `冷凍NG` `15分`

たっぷりのもやしで増量効果あり！

わかめともやしの韓国あえ

材料（4人分）

乾燥わかめ（カット）	10g
もやし	200g
A ┌ ごま油	小さじ2
├ 白いりごま	小さじ1
├ 薄口しょうゆ	小さじ2
└ こしょう	少々

1 わかめは水でもどし、水けをしっかり絞る。もやしは熱湯でゆでる。

2 ボウルにAを入れて混ぜ、1を加えてあえる。

`冷蔵2～3日` `冷凍NG` `15分`

さっぱりとした味わいでたくさん食べられます

わかめと大根のゆずこしょうサラダ

材料（4人分）

乾燥わかめ（カット）	10g
大根	4cm分
塩	小さじ1/8
ツナ缶（水煮）	1缶（70g）
A ┌ 酢	小さじ2
└ ゆずこしょう	小さじ1

1 わかめは水でもどし、水けをしっかり絞る。大根はせん切りにし、ポリ袋に入れて塩をふり入れる。手でもみ込み、しばらくおく。しんなりとしたら水けをしっかり絞る。

2 ボウルにAを入れて混ぜ、1、缶汁をきったツナを加えてあえる。

149

切干大根

1品の使いきり分量
40g(乾燥)

100gあたり
(水でもどしてゆでた状態)
19kcal・糖質0.4g

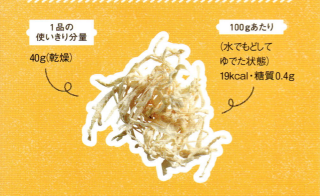

やせるレシピのヒミツ

切干大根は、あえものでパリッとした食感、煮ものでやわらかめの食感など、いろいろ楽しめるのが魅力。食物繊維が豊富なので、便秘改善にも。

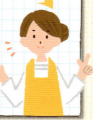

作りおきテク

☑ **もどして水けをしっかり絞る**
切干大根は水でもどしたら、いったん水けをしっかり絞って調理。味が入りやすくなる。

☑ **うまみを含ませて**
切干大根自体も風味がよいが、だしやうまみ食材と合わせると、味を含んでさらにおいしさがアップ。

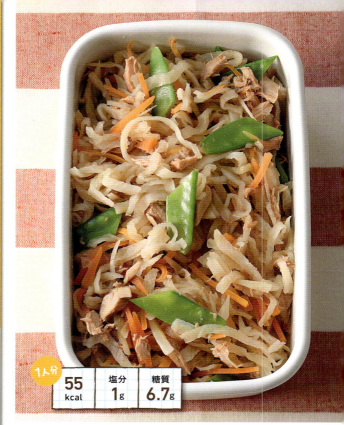

1人分 55kcal 塩分1g 糖質6.7g

冷蔵3〜4日　冷凍3週間　レンジ解凍　20分

定番の煮ものにツナを加えてコクとうまみをプラス

切干大根の煮もの

材料（4人分）

切干大根	40g
にんじん	大¼本
絹さや	20枚
だし汁	1と½カップ
ツナ缶（水煮）	1缶(70g)
薄口しょうゆ	大さじ1

1 切干大根は流水でもみ洗いし、水でもどして水けをしっかり絞り、食べやすい長さに切る。にんじんはせん切りにする。絹さやは筋を取り、斜め半分に切る。

2 鍋にだし汁、切干大根、にんじんを入れて中火にかけ、煮立ったらツナを缶汁ごと加え、しょうゆも加える。再び煮立ったら、煮汁が半分くらいになるまで煮る。絹さやを加え、火が通るまで煮る。

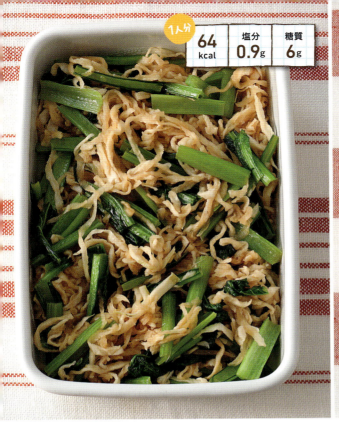

| 1人分 | 64 kcal | 塩分 0.9g | 糖質 6g |

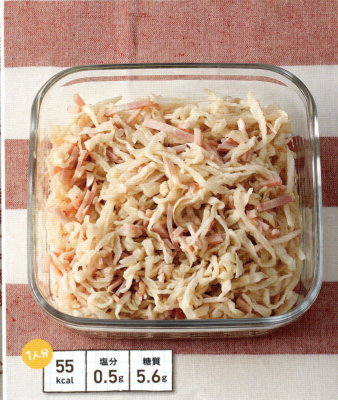

| 1人分 | 55 kcal | 塩分 0.5g | 糖質 5.6g |

冷蔵3〜4日　冷凍3週間　レンジ解凍　15分

しょうがが効いたさっぱり味

切干大根と小松菜の中華炒め煮

材料（4人分）

切干大根……………………40g
小松菜……………… 1束（200g）
しょうがのせん切り
　………………………½かけ分

A ┌ 水………………… ¼カップ
　│ 鶏ガラスープの素
　│ …………………… 小さじ1
　│ オイスターソース… 小さじ2
　└ しょうゆ………… 小さじ1
ごま油………………… 小さじ2

1 切干大根は流水でもみ洗いし、水でもどして水けをよく絞り、食べやすい長さに切る。小松菜は4cm長さに切る。

2 フライパンにごま油、しょうがを入れて弱火にかけ、香りが出てきたら、中火で切干大根を炒める。火が通ったら、小松菜を加えてサッと炒める。Aを回し入れ、汁けが少なくなるまで炒め煮にする。

冷蔵3〜4日　冷凍3週間　レンジ解凍　10分

パリッとした食感がやみつきに！

切干大根とハムのサラダ

材料（4人分）

切干大根……………………40g
ハム……………………………2枚

A ┌ 酢………………… 大さじ2
　│ 薄口しょうゆ…… 大さじ½
　└ オリーブ油……… 小さじ1

1 切干大根は流水でもみ洗いし、水でもどして水けをしっかり絞り、食べやすい長さに切る。ハムは細切りにする。

2 ボウルにAを入れて混ぜ、1を加えてあえる。

151

水煮大豆

1品の使いきり分量
100g

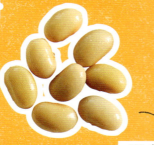

100gあたり
140kcal・糖質0.9g

やせるレシピのヒミツ

畑の肉といわれるほどたんぱく質が豊富で、脂質、糖質ともに低いヘルシー食材。大豆たんぱく質は必須アミノ酸が含まれた良質なものなので、ぜひ活用して！

作りおきテク

- ☑ **あえもの、サラダでたっぷり！**
  水煮大豆は手間いらず。サッとあえるだけで作れるお手軽メニューなら、作りおきもラクチン！

- ☑ **食感を楽しむ組み合わせで**
  食感の違う野菜を組み合わせて、食べごたえをアップ。ごまなど香りがあるものであえて、風味よく仕上げて。

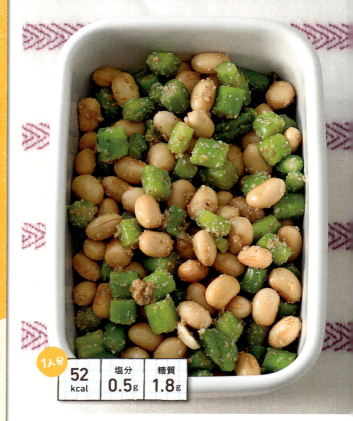

1人分
52kcal　塩分0.5g　糖質1.8g

冷蔵3〜4日　冷凍3週間　レンジ解凍　10分

ごまの風味でコクをプラス

アスパラと大豆のごまあえ

材料（4人分）

アスパラガス	8本
水煮大豆	100g
A ┌ 白すりごま	大さじ1
薄口しょうゆ	大さじ½
└ 砂糖	小さじ1

1　アスパラガスは根元を切り落とし、下側の薄皮をピーラーでむいて1cm幅に切る。
2　沸騰した湯に塩少々（分量外）を入れ、1をゆでる。
3　ボウルにAを入れて混ぜ、2、大豆を加えてあえる。

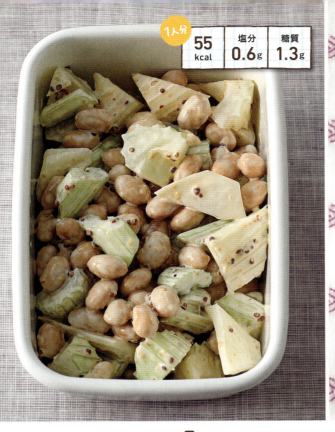

1人分 55 kcal　塩分 0.6g　糖質 1.3g

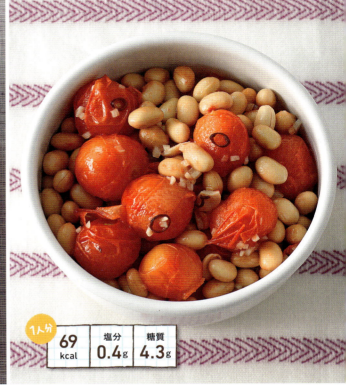

1人分 69 kcal　塩分 0.4g　糖質 4.3g

冷蔵3〜4日　冷凍NG　 5分

シャキシャキの食感を加えて

大豆とセロリの
マスタードサラダ

材料（4人分）

水煮大豆	100g
セロリ	1本
A ［ マヨネーズ（低カロリータイプ）	大さじ1
粒マスタード	小さじ2
薄口しょうゆ ］	小さじ1

1 セロリは筋を取り、小さめの乱切りにする。
2 ボウルにAを入れて混ぜ、1、大豆を加えてあえる。

冷蔵3〜4日　冷凍3週間　レンジ解凍　 10分

止まらなくなるおいしさ。おつまみにも

大豆とミニトマトの
ピリ辛煮込み

材料（4人分）

水煮大豆	100g
ミニトマト	20個
A ［ にんにくのみじん切り	1/2片分
赤唐辛子（輪切り）	1/2本分
オリーブ油 ］	小さじ1
B ［ 白ワイン	大さじ1
水	大さじ1
塩	小さじ1/4
こしょう ］	少々

1 ミニトマトはへたを取る。
2 鍋にAを入れて弱火にかけ、香りが出てきたら中火にし、1、大豆を加えてサッと炒める。Bを加えて混ぜ、3〜5分煮る。

153

使いたい食材で探せる！
材料別さくいん （50音順）

この本のおかずやデザートに使用した
おもな食材をピックアップ。
使いたい食材からメニューを探すときに
役立ててください。

【肉・加工肉】

牛もも薄切り肉
野菜たっぷりプルコギ ···················· 32
牛肉とブロッコリーのみそ炒め ········· 118
チンジャオロース ····················· 119
牛肉のねぎ塩炒め ····················· 119
牛肉とごぼうの柳川風 ·················· 120
牛肉ときのこのオイスター炒め ········· 120
牛肉と玉ねぎのしぐれ煮 ··············· 121
甘辛やわらか焼き肉 ··················· 121

鶏ささみ
ささみときのこのポン酢炒め ············· 98
バーベキューチキン ····················· 99
ごまだれチキン ························· 99
チキンの和風オニオンソース ··········· 100
ささみのやわらか焼き のり塩味 ········· 100
ささみとキャベツのしょうが炒め ········· 101
チキンのハーブワイン煮 ················ 101

鶏ひき肉
鶏と野菜のそぼろ ······················· 30
豆のドライカレー ······················· 36
ロールレタス ·························· 102
なすの肉みそ炒め ····················· 103
ふわふわつくね ······················· 103

鶏胸肉
焼きから揚げ ·························· 26
バンバンジー ·························· 28
タンドリーチキン ······················· 90
鶏肉とねぎのゆずこしょう炒め ··········· 91
鶏ハム ······························· 91
鶏のみぞれ煮 ·························· 92

鶏とれんこんの韓国炒め ················ 92
チンゲン菜と鶏肉の塩麹炒め ············ 93
サワーチキンステーキ ·················· 93

鶏もも肉
チキンのトマト煮込み ·················· 22
チキンのレモンペッパーソテー ··········· 94
エリンギ入り照り焼きチキン ············· 95
鶏とブロッコリーのマスタード炒め ········ 95
鶏と大根の中華煮 ····················· 96
鶏と枝豆の塩炒め ····················· 96
さっぱり筑前煮 ························ 97
ダッカルビ ···························· 97

豚ひき肉
やわらか豆腐ハンバーグ ················ 20
ピーマンの肉詰め ····················· 116
白菜とひき肉の重ね蒸し ··············· 117
麻婆もやし ·························· 117

豚ヒレ肉
カラフル酢豚 ·························· 112
豚ヒレステーキ オニオンソース ·········· 113
ゆで豚のはちみつしょうゆ漬け ········· 113
豚ヒレの黒酢煮 ······················· 114
トンテキ ····························· 114
豚ヒレとズッキーニのスパイシートマト煮
································· 115
豚ヒレの赤ワイン煮 ··················· 115

豚もも薄切り肉
豚のしょうが焼き ····················· 24
豚キムチ ····························· 106
野菜の3色肉巻き ····················· 107
簡単ロールキャベツ ··················· 107

豚肉とアスパラのさっぱり炒め ········· 108
豚肉とピーマンの辛み炒め ············· 108
豚肉ときのこの塩ガーリック炒め ········· 109
ゴーヤチャンプルー ··················· 109

豚ももしゃぶしゃぶ肉
冷しゃぶ 梅肉だれ ··················· 110
豚肉とたっぷり野菜の酒蒸し ··········· 111
豚肉とかぶの香味炒め ················· 111

豚ロース薄切り肉
野菜たっぷりスタミナ炒め ············· 104
ホイコーロー ·························· 105
豚とセロリのカレー炒め ··············· 105

ハム
きのこソテーのハムサラダ ··············· 47
キャベツとハムのマスタードソテー ········· 55
白菜とハムの塩ペッパー炒め ············ 77
切干大根とハムのサラダ ··············· 151

【魚介】

あさり
たらのアクアパッツァ ·················· 34
あさりとほうれん草のバター煮 ········· 138
あさりと野菜の酒蒸し ················· 139

あじ
あじの漬け焼き ······················· 126
あじと焼き野菜のめんつゆ漬け ········· 127
あじのカレームニエル ················· 127

いか
いかときのこのバターしょうゆ炒め ······ 136

いか大根……………………… 137
いかとセロリの中華炒め ……… 137

いわし
いわしの香草パン粉焼き ……… 128
いわしのしょうが酢煮 ……… 129
いわしの照り焼き ……………… 129

えび
えびのチリソース ……………… 134
えびと白菜のとろとろ煮 ……… 135
えびとチンゲン菜のしょうが炒め……… 135

鮭
鮭の南蛮漬け……………………… 38
鮭のちゃんちゃん焼き ………… 124
鮭のごま焼き ……………………… 125
鮭のマヨ焼きフライ …………… 125

たら
たらのアクアパッツァ ………… 34
たらの薬味蒸し…………………… 130
たらと野菜のポン酢煮込み ……… 131
たらのトマトチーズ焼き ……… 131

たらこ
しらたきのたらこ炒め ………… 144

ちりめんじゃこ
にんじんのじゃこあえ ………… 53
玉ねぎのじゃこ炒め……………… 59
じゃことかぶのごましょうゆ炒め… 66

帆立
帆立とアスパラのガーリックソテー… 139

めかじき
かじきのねぎみそ焼き ………… 132
かじきとキャベツの塩麹炒め ……… 133

かじきの焼き竜田……………………… 133

【 海産加工品 】

あさり水煮缶
まいたけとしいたけのあさり煮………… 45
かぶとあさりのオイスター煮 …………… 67

ちくわ
大根とちくわのおかか煮……………… 65
こんにゃくとちくわの煮もの ………… 143
ひじきとちくわの煮もの ……………… 146

ツナ缶（水煮）
にんじんしりしり ……………………… 51
大根のツナマヨサラダ ……………… 62
セロリとツナのマスタードマリネ ……… 85
わかめと大根のゆずこしょうサラダ …… 149
切干大根の煮もの ……………………… 150

【 野菜・果物 】

アスパラガス
エリンギとアスパラのケチャップ炒め… 46
たけのことアスパラの焼きびたし……… 87
豚肉とアスパラのさっぱり炒め ……… 108
豚ヒレの赤ワイン煮 …………… 115
帆立とアスパラのガーリックソテー… 139
アスパラと大豆のごまあえ ………… 152

枝豆
鶏と枝豆の塩炒め……………………… 96

かぶ
じゃことかぶのごましょうゆ炒め………… 66
かぶとあさりのオイスター煮 …………… 67
千枚漬け ……………………………… 67

豚肉とかぶの香味炒め………………… 111

かぼちゃ
かぼちゃのペペロンチーノ …………… 74
ゆでかぼちゃの黒ごまあえ ………… 75
かぼちゃのコンソメ煮 ……………… 75

絹さや
切干大根の煮もの ……………………… 150

キャベツ
野菜たっぷりプルコギ ………………… 32
シンプル・コールスロー ……………… 54
キャベツとハムのマスタードソテー……… 55
キャベツの塩昆布あえ ……………… 55
ざく切りキャベツの韓国風 …………… 56
ゆでキャベツのみょうがあえ ………… 56
レンジ蒸しキャベツの青のりサラダ…… 57
キャベツとにんじんの浅漬け ………… 57
ダッカルビ …………………………… 97
ささみとキャベツのしょうが炒め……… 101
ホイコーロー ………………………… 105
簡単ロールキャベツ ………………… 107
冷しゃぶ 梅肉だれ ………………… 110
鮭のちゃんちゃん焼き………………… 124
かじきとキャベツの塩麹炒め ………… 133
あさりと野菜の酒蒸し………………… 139

きゅうり
にんじんときゅうりの甘酢漬け ……… 51
きゅうりとみょうがの酢のもの………… 82
たたききゅうりの梅みそあえ ………… 83
きゅうりときくらげの中華サラダ ……… 83
きゅうりとわかめの辛みあえ ………… 148

グレープフルーツ
グレープフルーツとオニオンのマリネ … 59

155

ゴーヤ

ゴーヤの梅おかかあえ …………… 78
ゴーヤの卵炒め …………………… 79
ゴーヤのにんにく炒め …………… 79
ゴーヤチャンプルー ……………… 109

コーン

シンプル・コールスロー ………… 54
小松菜とコーンのソテー ………… 69

ごぼう

ごぼうのごまポン漬け …………… 60
ごぼうとしめじのきんぴら ……… 61
ごぼうとにんじんのうま煮 ……… 61
牛肉とごぼうの柳川風 …………… 120

小松菜

小松菜と油揚げのおひたし ……… 68
小松菜のごまナムル ……………… 69
小松菜とコーンのソテー ………… 69
切干大根と小松菜の中華炒め煮 … 151

さやいんげん

野菜の3色肉巻き ………………… 107
あじと焼き野菜のめんつゆ漬け … 127

ズッキーニ

豚ヒレとズッキーニのスパイシートマト煮
………………………………… 115

セロリ

豆のドライカレー ………………… 36
にんじんとセロリのスープ煮 …… 52
大根とセロリのさっぱりサラダ … 65
ミニトマトとセロリのピクルス … 81
セロリの塩レモン漬け …………… 84
セロリとパプリカのにんにくじょうゆ炒め
………………………………… 85
セロリとツナのマスタードマリネ … 85

薬味たっぷり中華ドレッシング … 88
豚とセロリのカレー炒め ………… 105
いかとセロリの中華炒め ………… 137
大豆とセロリのマスタードサラダ … 153

大根

やわらか豆腐ハンバーグ ………… 20
大根のツナマヨサラダ …………… 62
大根のバターしょうゆステーキ … 63
大根と油揚げのしょうが煮 ……… 63
なます ……………………………… 64
大根とひじきのサラダ …………… 64
大根とセロリのさっぱりサラダ … 65
大根とちくわのおかか煮 ………… 65
鶏のみぞれ煮 ……………………… 92
鶏と大根の中華煮 ………………… 96
いか大根 …………………………… 137
わかめと大根のゆずこしょうサラダ … 149

たけのこ（水煮）

しいたけとたけのこのみそ煮 …… 48
たけのこの土佐煮 ………………… 86
たけのこのコチュジャン炒め …… 87
たけのことアスパラの焼きびたし … 87
豚ヒレの黒酢煮 …………………… 114

玉ねぎ

やわらか豆腐ハンバーグ ………… 20
チキンのトマト煮込み …………… 22
豚のしょうが焼き ………………… 24
鶏と野菜のそぼろ ………………… 30
野菜たっぷりプルコギ …………… 32
豆のドライカレー ………………… 36
鮭の南蛮漬け ……………………… 38
シンプル・ラタトゥイユ ………… 58
玉ねぎのじゃこ炒め ……………… 59
グレープフルーツとオニオンのマリネ … 59
ミニトマトと玉ねぎのマリネ …… 80

玉ねぎのバルサミコドレッシング … 88
ダッカルビ ………………………… 97
チキンの和風オニオンソース …… 100
チキンのハーブワイン煮 ………… 101
ロールレタス ……………………… 102
野菜たっぷりスタミナ炒め ……… 104
カラフル酢豚 ……………………… 112
豚ヒレステーキ オニオンソース … 113
豚ヒレの赤ワイン煮 ……………… 115
ピーマンの肉詰め ………………… 116
白菜とひき肉の重ね蒸し ………… 117
牛肉と玉ねぎのしぐれ煮 ………… 121
甘辛やわらか焼き肉 ……………… 121
鮭のちゃんちゃん焼き …………… 124
たらのトマトチーズ焼き ………… 131

チンゲン菜

チンゲン菜と鶏肉の塩麹炒め …… 93
えびとチンゲン菜のしょうが炒め … 135

トマト

たらのトマトチーズ焼き ………… 131

トマト缶

チキンのトマト煮込み …………… 22
シンプル・ラタトゥイユ ………… 58
赤パプリカのトマト煮 …………… 73
豚ヒレとズッキーニのスパイシートマト煮
………………………………… 115

長いも

ふわふわつくね …………………… 103

長ねぎ

ピーマンと焼きねぎの中華マリネ … 71
鶏肉とねぎのゆずこしょう炒め … 91
牛肉のねぎ塩炒め ………………… 119
たらの薬味蒸し …………………… 130
かじきのねぎみそ焼き …………… 132

えびのチリソース…………………… 134
あさりと野菜の酒蒸し………………… 139

なす
シンプル・ラタトゥイユ……………… 58
なすの肉みそ炒め……………………… 103
野菜たっぷりスタミナ炒め…………… 104

にんじん
野菜たっぷりプルコギ………………… 32
鮭の南蛮漬け…………………………… 38
にんじんと切干大根のピリ辛ナムル… 50
にんじんときゅうりの甘酢漬け……… 51
にんじんしりしり……………………… 51
にんじんとパプリカのレモンマリネ… 52
にんじんとセロリのスープ煮………… 52
にんじんと小結びしらたきの煮もの… 53
にんじんのじゃこあえ………………… 53
キャベツとにんじんの浅漬け………… 57
ごぼうとにんじんのうま煮…………… 61
なます…………………………………… 64
おろしにんじんのドレッシング……… 88
さっぱり筑前煮………………………… 97
野菜たっぷりスタミナ炒め…………… 104
豚肉とたっぷり野菜の酒蒸し………… 111
甘辛やわらか焼き肉…………………… 121
糸こんにゃくとにんじんのピリ辛炒め… 142
ひじきとちくわの煮もの……………… 146
切干大根の煮もの……………………… 150

白菜
白菜のしょうが漬け…………………… 76
白菜とハムの塩ペッパー炒め………… 77
白菜としらたきのいり煮……………… 77
豚肉とたっぷり野菜の酒蒸し………… 111
白菜とひき肉の重ね蒸し……………… 117
たらと野菜のポン酢煮込み…………… 131
えびと白菜のとろとろ煮……………… 135

パプリカ
しめじとパプリカのバターコンソメ……… 42
にんじんとパプリカのレモンマリネ……… 52
2色パプリカのりんご酢ピクルス………… 72
黄パプリカとエリンギの和風マリネ……… 73
赤パプリカのトマト煮…………………… 73
セロリとパプリカのにんにくじょうゆ炒め
　……………………………………………… 85
野菜の3色肉巻き………………………… 107
カラフル酢豚……………………………… 112
チンジャオロースー……………………… 119

ピーマン
ピーマンのポン酢あえ…………………… 70
ピーマンのごまみそ炒め………………… 71
ピーマンと焼きねぎの中華マリネ……… 71
ダッカルビ………………………………… 97
ホイコーロー……………………………… 105
豚肉とピーマンの辛み炒め……………… 108
カラフル酢豚……………………………… 112
ピーマンの肉詰め………………………… 116
チンジャオロースー……………………… 119
しらたきとピーマンのおかかじょうゆ炒め
　……………………………………………… 145

ブロッコリー
鶏とブロッコリーのマスタード炒め……… 95
牛肉とブロッコリーのみそ炒め………… 118

ほうれん草
マッシュルームとほうれん草のバターソテー
　……………………………………………… 48
あさりとほうれん草のバター煮………… 138

水菜
しめじと水菜の煮びたし………………… 43
ひじきと水菜のガーリック炒め………… 147

三つ葉
牛肉とごぼうの柳川風…………………… 120

ミニトマト
たらのアクアパッツァ…………………… 34
ミニトマトと玉ねぎのマリネ…………… 80
ミニトマトとセロリのピクルス………… 81
ミニトマトのサッと煮…………………… 81
チキンのハーブワイン煮………………… 101
大豆とミニトマトのピリ辛煮込み……… 153

みょうが
ゆでキャベツのみょうがあえ…………… 56
きゅうりとみょうがの酢のもの………… 82

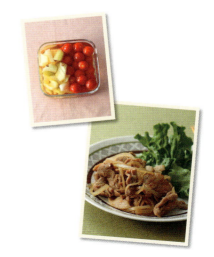

もやし

麻婆もやし ……………………… 117

わかめともやしの韓国あえ …………… 149

レタス

ロールレタス …………………………… 102

レモン

きのことレモンのワイン蒸し ……………… 43

にんじんとパプリカのレモンマリネ ……… 52

セロリの塩レモン漬け ………………… 84

チキンのレモンペッパーソテー ………… 94

れんこん

きのことれんこんの炒め煮 …………… 49

鶏とれんこんの韓国炒め ……………… 92

さっぱり筑前煮 ………………………… 97

あじと焼き野菜のめんつゆ漬け ……… 127

【きのこ】

えのきだけ

まいたけとえのきのごま風味サラダ ……… 44

きのこのしょうがポン酢煮 ………………… 45

きのこソテーのハムサラダ ………………… 47

エリンギ

鶏と野菜のそぼろ …………………………… 30

エリンギとアスパラのケチャップ炒め … 46

エリンギのペッパー炒め ………………… 46

エリンギの塩麹味 …………………………… 47

きのこソテーのハムサラダ ………………… 47

きのことれんこんの炒め煮 …………… 49

黄パプリカとエリンギの和風マリネ …… 73

エリンギ入り照り焼きチキン …………… 95

豚肉ときのこの塩ガーリック炒め ……… 109

ピーマンの肉詰め ……………………… 116

牛肉ときのこのオイスター炒め ………… 120

いかときのこのバターしょうゆ炒め ……… 136

ひじきとエリンギのごまマリネ …………… 147

しいたけ

まいたけとしいたけのあさり煮 …………… 45

しいたけとたけのこのみそ煮 …………… 48

きのことれんこんの炒め煮 …………… 49

きのこのガーリックマリネ ………………… 49

さっぱり筑前煮 ………………………… 97

ささみときのこのポン酢炒め …………… 98

豚ヒレの黒酢煮 ………………………… 114

鮭のちゃんちゃん焼き ………………… 124

えびと白菜のとろとろ煮 ……………… 135

しめじ

しめじとパプリカのバターコンソメ …… 42

しめじと水菜の煮びたし …………………… 43

きのことレモンのワイン蒸し ……………… 43

きのこのしょうがポン酢煮 ………………… 45

きのこのガーリックマリネ ………………… 49

ごぼうとしめじのきんぴら ……………… 61

ささみときのこのポン酢炒め …………… 98

豚肉とたっぷり野菜の酒蒸し …………… 111

いかときのこのバターしょうゆ炒め …… 136

まいたけ

まいたけとのりのつくだ煮風 …………… 44

まいたけとえのきのごま風味サラダ …… 44

まいたけとしいたけのあさり煮 …………… 45

きのこのガーリックマリネ ………………… 49

豚キムチ ………………………………… 106

豚肉ときのこの塩ガーリック炒め ……… 109

牛肉ときのこのオイスター炒め ………… 120

たらと野菜のポン酢煮込み …………… 131

マッシュルーム

きのことレモンのワイン蒸し ……………… 43

マッシュルームとほうれん草のバターソテー

……………………………………………… 48

【豆・大豆加工品】

油揚げ

大根と油揚げのしょうが煮 ……………… 63

小松菜と油揚げのおひたし ……………… 68

大豆（水煮）

アスパラと大豆のごまあえ …………… 152

大豆とセロリのマスタードサラダ …… 153

大豆とミニトマトのピリ辛煮込み…… 153

豆腐

やわらか豆腐ハンバーグ ……………… 20

ミックスビーンズ（水煮）

豆のドライカレー ……………………… 36

【卵】

ゴーヤの卵炒め ………………………… 79

ゴーヤチャンプルー …………………… 109

牛肉とごぼうの柳川風…………………… 120

【チーズ】

たらのトマトチーズ焼き ……………… 131

【プレーンヨーグルト】

タンドリーチキン ……………………… 90

【乾物・その他】

青のり
- レンジ蒸しキャベツの青のりサラダ……… 57
- ささみのやわらか焼き のり塩味……… 100
- こんにゃくの炒め煮 青のり風味……… 143

梅干し
- ゴーヤの梅おかかあえ……… 78
- たたききゅうりの梅みそあえ……… 83
- 冷しゃぶ 梅肉だれ……… 110

かつお節
- 大根とちくわのおかか煮……… 65
- ピーマンのポン酢あえ……… 70
- ゴーヤの梅おかかあえ……… 78
- たけのこの土佐煮……… 86
- しらたきとピーマンのおかかじょうゆ炒め ……… 145

きくらげ（乾燥）
- きゅうりときくらげの中華サラダ……… 83

切干大根
- にんじんと切干大根のピリ辛ナムル……… 50
- 切干大根の煮もの……… 150
- 切干大根と小松菜の中華炒め煮……… 151
- 切干大根とハムのサラダ……… 151

粉寒天
- ハイビスカスティーといちごのジュレ……… 140
- やわらか杏仁豆腐……… 140

こんにゃく
- 糸こんにゃくとにんじんのピリ辛炒め……… 142
- こんにゃくとちくわの煮もの……… 143
- こんにゃくの炒め煮 青のり風味……… 143

昆布
- 千枚漬け……… 67

塩昆布
- キャベツの塩昆布あえ……… 55

塩麹
- エリンギの塩麹味……… 47
- チンゲン菜と鶏肉の塩麹炒め……… 93
- かじきとキャベツの塩麹炒め……… 133

しらたき
- にんじんと小結びしらたきの煮もの……… 53
- 白菜としらたきのいり煮……… 77
- しらたきのたらこ炒め……… 144
- しらたきとピーマンのおかかじょうゆ炒め ……… 145
- 小結びしらたきのめんつゆ煮……… 145

白菜キムチ
- 豚キムチ……… 106

ひじき（乾燥）
- 大根とひじきのサラダ……… 64
- ひじきとちくわの煮もの……… 146
- ひじきと水菜のガーリック炒め……… 147
- ひじきとエリンギのごまマリネ……… 147

焼きのり
- まいたけとのりのつくだ煮風……… 44

わかめ（乾燥）
- きゅうりとわかめの辛みあえ……… 148
- わかめともやしの韓国あえ……… 149
- わかめと大根のゆずこしょうサラダ……… 149

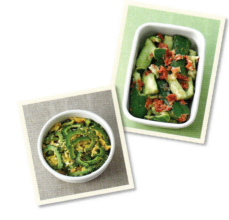

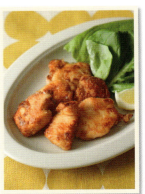

159

制作スタッフ

レシピ考案・作成・調理	松尾みゆき（管理栄養士）
撮影	吉田篤史
デザイン	フレーズ
スタイリング	坂本典子（シェルト＊ゴ）
編集・取材	坂本典子・佐藤由香・山﨑さちこ・堀井明日香（シェルト＊ゴ）
イラスト	石山綾子
校正	滝田 恵（シェルト＊ゴ）

＊本書は2017年5月に小社より出版した『やせるおかずの作りおき かんたん177レシピ』に
内容を追加し、タイトルを変更したものです。

本書の内容に関するお問い合わせは、**書名、発行年月日、該当ページを明記**の上、書面、FAX、お問い合
わせフォームにて、当社編集部宛にお送りください。**電話によるお問い合わせはお受けしておりません。**
また、本書の範囲を超えるご質問等にもお答えできませんので、あらかじめご了承ください。
　　FAX：03-3831-0902
　　お問い合わせフォーム：http://www.shin-sei.co.jp/np/contact-form3.html

落丁・乱丁のあった場合は、送料当社負担でお取替えいたします。当社営業部宛にお送りください。
本書の複写、複製を希望される場合は、そのつど事前に、出版者著作権管理機構（電話：
03-5244-5088、FAX：03-5244-5089、e-mail：info@jcopy.or.jp）の許諾を得てください。
JCOPY ＜出版者著作権管理機構 委託出版物＞

作りおきのやせるレシピ かんたん！201

2018年5月25日　初版発行
2021年3月15日　第5刷発行

編　者	新星出版社編集部
発行者	富　永　靖　弘
印刷所	公和印刷株式会社

発行所　東京都台東区　株式　新星出版社
　　　　台東2丁目24　会社
　　　　〒110-0016　☎03(3831)0743

Ⓒ SHINSEI Publishing Co.,Ltd.　　　　Printed in Japan

ISBN978-4-405-09353-9